DIANA HUNSCHE

A TERAPiA ¿YO?

MITOS Y PREJUICIOS SOBRE LA PSICOLOGÍA

Hunsche, Diana

   A terapia ¿yo? : mitos y prejuicios sobre la psicología / Diana Hunsche
; ilustrado por Mariela Montoya. - 1a ed. - Ciudad Autónoma de Buenos
Aires : Del Nuevo Extremo, 2021.

   240 p. : il. ; 23 x 15 cm.

   ISBN 978-987-609-787-1

   1. Psicología. I. Montoya, Mariela, ilus. II. Título.
   CDD 150.1

© 2021, Editorial Del Nuevo Extremo S.A.
Charlone 1351 - CABA
Tel / Fax (54 11) 4552-4115 / 4551-9445
e-mail: info@dnxlibros.com
www.delnuevoextremo.com

Ilustraciones: Mariela B. Montoya
Diseño de títulos: Rosario Rivas Leal
Edición de contenido: María Inés Linares
Diseño y compaginación interior: Dumas Bookmakers

Primera edición: abril de 2021

ISBN 978-987-609-787-1

Impreso en la Argentina - *Printed in Argentina*

A mis hijos Mariela y Federico

ÍNDICE

PRÓLOGO:
CUANDO UN LIBRO RESPONDE, HAY DIÁLOGO

Tengo el placer de presentar a la licenciada en Psicología Diana Hunsche, cuya formación y experiencia destacan de manera relevante en el medio de la salud. Sus antecedentes profesionales, la trayectoria de su práctica, sus textos, su permanente colaboración en importantes instituciones médicas y psicológicas, así como la tarea desarrollada con la Embajada de Alemania, y su especialidad en Psicogenealogía –una pasión compartida–, me animan a escribir estas líneas para transmitir mi entusiasmo sobre esta obra potente, que nos estaba faltando.

Al tener la oportunidad de leer el original, sentí "Ay, cómo habría necesitado yo misma (que me analizo desde los 20 años) tener este libro entre mis manos cuando empecé terapia…".

Y se lo dije en un mail a la autora: "Diana, lograste reunir un manojo de dudas que se vienen arrastrando por generaciones y las respondiste una a una. Tengo la sensación de que las mismas inquietudes recorren a tanta gente ayer como hoy. Y si bien ha pasado mucha agua bajo el puente, siguen vigentes las mismas confusiones y prejuicios alrededor de la cura para las *tormentas del espíritu* y cómo sanarlas. Tal vez porque el sujeto en cada momento histórico vuelve a andar sobre los pasos de la Humanidad, como dejando la huella de la propia experiencia, aunque sus mayores ya pisaron ese mismo suelo… Qué fácil es iniciar un proceso terapéutico cuando los obstáculos quedan derribados. Lograste filtrar cada etapa de una persona que debe enfrentar el mayor desafío: verse en su sombra como pasaje indispensable al autoconocimiento. Años de experiencia te han permitido reunir interrogantes que son tan reiterados, genuinos, universales, atemporales que tocan los puntos neurálgicos de la vida humana.

Qué sugerentes las ilustraciones y qué cuidado en el diseño. Un libro que ya deseo regalar como un tesoro a amigos, pacientes, alumnos, a mi ahijada, a mis colegas, a mi vecina. Y a mi madre, claro, que todavía cree que "al psicólogo van quienes están locos...".

La obra nos invita al diálogo, la lectura se vuelve un juego a dos voces como si se nos respondieran las curiosidades más escondidas: el vínculo terapeuta-paciente, la religión, las actividades deportivas o artísticas como "terapia". Cada propuesta nos habilita a cuestionar un prejuicio sin sentir vergüenza, a pensar con libertad y con información para asumir el compromiso de entrar en el universo más desconocido: nosotros mismos.

Diana Hunsche no le teme a lo simple, acepta el reto de explicar esas zonas de la profesión que aparecen como difusas o distorsionadas por "el saber popular". Nos reinscribe en el encuadre que significa el arte de escuchar a otro, pone en cuestión mitos y malentendidos sobre la terapia, despliega el abanico de "verdades" que se dan por sentadas y que habitualmente no se discuten. Analiza la práctica y opera en el espacio de la reflexión de forma amorosa, con mirada crítica, alentando en todo momento a la gran tarea tantas veces postergada: el autoconocimiento.

Desnuda frases hechas y falsos conceptos como que el autoanálisis reemplaza a la terapia; nos muestra los escudos que ocultan la incapacidad de pedir ayuda; nos pone la lupa sobre la "mochila" invisible en la que cargamos esos recuerdos que no supimos gestionar para por fin soltar el sobrepeso; nos explica sin tecnicismos que la psicología es una ciencia que alienta a encontrar nuevos senderos, personales, únicos para solucionar viejos conflictos. Otorga valor a la experiencia terapéutica, esa danza de palabras y silencios que le devuelve a quien sufre la posibilidad de sanar revisando la herida, en acompañamiento seguro, para animarse y vivir una verdad-otra sobre los episodios transitados. Siempre en el respeto por la voz del paciente, nos dice: "No hay un 'manual de instrucciones' en la terapia o, en todo caso, no es el mismo para todos los pacientes".

Con Julia Kristeva, en su *Histoires d'amour,* sostengo que la escucha amorosa en terapia cura, trasciende y promete otro modo de leer la realidad; que ser terapeuta nos permite confirmar que cada quien, a su modo, expresa una desesperada falta de amor y que la construcción de la subjetividad reclama a ese otro que está ahí –el terapeuta– para que el sufriente hable su propia voz y se transforme en la reconciliación consigo mismo.

Cierro citando la frase que Diana Hunsche tiene en el inicio de su página web: *"Es importante lo que te pasa, pero más importante aún es lo que hacés con eso que te pasa".* Y agrego, si en esa aventura te acompaña un profesional el camino se despeja de soledad y se vuelve menos doloroso, más auténtico y creativo.

Diana Paris[1]

---

1 Licenciada en Letras, psicoanalista, especialista en Transgeneracional. Autora de: *Secretos familiares, Mandatos familiares, Lecturas que curan.*

ACLARACIÓN

Si en este libro no se abordan temáticas relacionadas con trastornos genéticos (como el síndrome de Down), enfermedades neurodegenerativas (como el Alzheimer), determinados cuadros psicopatológicos (como la psicosis) o discapacidades intelectuales o cognitivas, no es porque estos pacientes no puedan acceder a una terapia. Todo lo contrario: hay muchísimos profesionales de todas las escuelas que se especializan en estas áreas, tan vastas, que merecerían otro libro.

Sucede que en estos casos no son los pacientes quienes deciden encarar la terapia. Generalmente reciben tratamiento psicológico por encontrarse internados o por ser atendidos en instituciones especializadas; o llegan al consultorio por decisión de un familiar o la derivación de un profesional. Es decir, el rol es totalmente pasivo ya que la resolución de comenzar el tratamiento no está sujeta a su libre albedrío. Y si tienen capacidad de decidir, el tipo de cuadro que padecen hace que no asuman su necesidad de hacer terapia (como en el caso de la psicopatía).

Este libro está orientado a aquellas personas que tienen la capacidad de autocuestionarse y decidir iniciar o continuar un tratamiento psicológico.

INTRODUCCIÓN

Este libro nació de una inquietud de mis pacientes: con frecuencia me preguntaban qué podían leer sobre los diversos aspectos de la psicoterapia. Al buscar bibliografía, noté que en su mayor parte abarca temas teóricos, dirigidos a los profesionales o a los estudiantes universitarios, pero no se concentra en aspectos prácticos. La dificultad de estos libros, además, radica en su lenguaje, muchas veces críptico, que puede ahuyentar a aquellos que lo sienten inaccesible y "solo para expertos".

Es cierto que existen, por otro lado, libros que sí utilizan un lenguaje accesible, pero se dedican a relatar casos clínicos de pacientes concretos, que no necesariamente reflejan las inquietudes generales de todos los interesados en la psicoterapia. Otros libros se ocupan de dar consejos de autoayuda sobre temas específicos, intentando de algún modo reemplazar la terapia.

Falta, entonces, un enfoque que tome en cuenta el punto de vista del paciente al iniciar, transitar o retomar un tratamiento, incluyendo todas sus inquietudes, cuestionamientos y hasta prejuicios.

Al escribir este libro partí de una serie de preguntas, tanto propias como de mis pacientes. Las preguntas más simples suelen ser también las más difíciles de responder. Por otro lado, sencillez no es sinónimo de superficialidad: hablar de temas complejos con un abordaje simple los enriquece al ponerlos al alcance de más personas y generar más interés.

Me propuse explicar los conceptos teóricos relacionándolos siempre con ejemplos de la vida cotidiana con los que cualquier lector puede identificarse. La propuesta es, entonces, difundir la psicología desde el llano. El libro está dirigido tanto a aquellos que nunca se analizaron como a los que tuvieron una mala experiencia en ese sentido y a quienes recién están iniciando un camino terapéutico. También puede interesar a quienes se analizan hace años y a los estudiantes, tanto de nivel secundario como a los universitarios que pronto comenzarán su ejercicio profesional.

Mi formación teórica es psicoanalítica: en la carrera universitaria, los cursos y los grupos de estudio junto a mis colegas, así como en mi propia experiencia de análisis, que empecé a los 19 años. Esta fue la primera etapa de mi recorrido profesional. La segunda comenzó al "zambullirme" en la práctica con los pacientes y ponerla en relación con mi aprendizaje teórico. Esto me llevó a incorporar otras herramientas provenientes de diversas escuelas de la disciplina; por eso, hoy puedo decir que mi formación es ecléctica.

En este momento me encuentro en una tercera etapa que incluye, suma y supera a las anteriores: tratar de compartir y difundir lo que hasta ahora constituye mi acervo como psicóloga, con la intención de que sea de utilidad.

Este libro consta de 92 textos breves agrupados en 6 capítulos. El orden no es azaroso: comienza cuestionando los mitos más básicos y frecuentes en torno a la psicoterapia ("Dicen que…"). Lo que se trabaja aquí es el **rechazo** hacia la terapia. El segundo capítulo ("Creo que…") se ocupa de los prejuicios, tanto de quienes nunca se analizaron como de los pacientes que llegan al consultorio pero aún se resisten a involucrarse en el tratamiento. Aquí se aborda, entonces, un primer acercamiento, pero todavía con **desconfianza**. A continuación, en "Quiero saber…" desarrollo las preguntas que surgen una vez derribados los mitos y los prejuicios: son las inquietudes de quienes ya están dispuestos a hacer terapia. El tema central es, entonces, la **curiosidad**. El cuarto capítulo ("¿Cómo…?") profundiza en esa curiosidad y ya implica un **compromiso** con el proceso terapéutico. En "¿Qué pasa si…?" se abordan las problemáticas que pueden surgir en el **vínculo terapeuta-paciente**. El último capítulo ("¿Puedo…?") incluye preguntas de carácter más práctico sobre el **funcionamiento** de una terapia. El orden de lectura no es estricto, sino que cada lector puede comenzar por el texto que más le interese y luego ir recorriendo el libro según lo que desee consultar.

Otra aclaración importante es que a lo largo de los capítulos se eligió unificar el uso del género masculino para las palabras "terapeuta", "analista", "paciente", etcétera, únicamente con el fin de agilizar la lectura.

Existen muchas corrientes teóricas en psicología: freudiana, junguiana, kleiniana, lacaniana, gestáltica, de Winnicott, sistémica, cognitiva-conductual, etcétera. Mi intención es incentivar a los lectores para que inicien, continúen o retomen una experiencia terapéutica, más allá de la corriente teórica en la que esta se desarrolle.

CAPÍTULO 1: DICEN QUE

Dicen que...
la gente no cambia.

Existe la creencia, muy difundida por cierto, de que las personas pueden modificar algunos aspectos superficiales, pero jamás experimentarán un cambio profundo en su forma de ser. La otra versión de la misma creencia es que, si se producen cambios, estos serán transitorios, de tal modo que, pasado un tiempo, se volverá a la configuración anterior. Este es uno de los argumentos por los cuales mucha gente se resiste a empezar una terapia: porque parten de la base de que, si el ser humano no muta, ninguna terapia producirá cambios sustanciales.

Es importante saber que todos los que se dedican al ámbito de la psicoterapia y la salud en general construyeron sus vidas sobre el argumento opuesto, es decir, sobre la creencia de que sí, las personas pueden cambiar tanto en cuestiones secundarias como en sus características más profundas y, también, en forma definitiva. Veamos por qué.

Todos aquellos que afirman que la gente no cambia, también dicen con esta frase que ellos mismos tampoco cambian. Sin embargo, si a esas personas, en otro momento, se les preguntara qué acontecimiento causó un giro fundamental en su vida, seguramente mencionarían varios eventos que los cambiaron para siempre.

Un accidente o una enfermedad pueden ser un punto de inflexión, después del cual suelen producirse modificaciones sustanciales. La maternidad/paternidad es algo que genera un cambio enorme y profundo: desde ese momento, nada vuelve a ser como antes. Una mudanza, un ascenso laboral, la pérdida de un ser querido son vivencias que, al transitarlas, pueden originar vuelcos abismales en nuestra personalidad. La fe, el amor, la solidaridad son algunos sentimientos que nos llevan a vivir situaciones impactantes cuyas consecuencias cambian súbitamente el rumbo de nuestra historia y amplían nuestras fronteras.

Más allá de que lo aceptemos o no, vivimos en constante cambio: físico, mental, emocional y espiritual. Por otro lado, la vida sería muy triste, aburrida e insulsa si no existiera la mutabilidad. Los altibajos y los cambios de opinión forman parte de nuestra existencia. Por lo que, si una persona a los cuarenta años piensa exactamente lo mismo que pensaba a los veinte, es porque en esas dos décadas intermedias no aprendió nada.

Frecuentemente se cuestiona a las personas por haber abrazado ciertas ideologías durante su juventud o se les reprocha haberlas abandonado en la adultez. Sin embargo, a lo largo de treinta años, por ejemplo, los sucesos mundiales y personales generan nuevos enfoques que pueden llevar a tener visiones diferentes. Buscar nuevas respuestas forma parte de la libertad de pensamiento. Es fundamental respetar la diversidad de opiniones y ser tolerante al disenso.

Los que permanecen inmutables con el paso del tiempo no es porque no puedan cambiar, sino porque internamente deciden no hacerlo. ¿Por qué? Porque es más fácil no interrogarse. Es más confortable no modificar conductas y seguir la corriente dejándonos llevar por la inercia. En cambio, si nos cuestionamos a nosotros mismos, en algún momento, tendremos que hacer un alto y pedir perdón, o agradecerle algo a alguien, o volver sobre nuestros pasos, o nos tendremos que hacer cargo de alguna situación lamentable que podríamos haber evitado. Es decir, examinarnos nos conduce a tener que admitir que nos equivocamos. El error propio es una herida al amor propio que algunos prefieren negar.

El pensamiento que subyace a toda terapia es que el autoconocimiento hilvanado con la voluntad genera cambios visibles y palpables. La gente del entorno del paciente suele ver avances concretos. A través de la terapia, una persona que tiene bloqueos para estudiar puede superarlos; la que tiene ataques de pánico puede llegar a no tenerlos; la que calla puede empezar a manifestar sus sentimientos, etcétera. En este punto también hay que hacer una salvedad: existen algunos cuadros psicopatológicos que tienen mínimas posibilidades de modificarse. Pero estos casos son puntuales y muy graves.

Se puede cambiar por amor a otra persona, para hacerla feliz o para responder a sus necesidades. Sin embargo, aun cuando cambiemos para responder a la demanda de otro u otros, igualmente tenemos que admitir que es por propia decisión. Esto quiere decir que las renuncias o sacrificios que realicemos, también corren por nuestra cuenta. Asumido de este modo, no sentiremos que es el otro el que nos maneja y, además, no "pasaremos factura" más adelante. Porque cuando damos algo (ya sea tiempo, dedicación o trabajo) por amor, es importante recordar que lo hicimos voluntariamente, que fuimos libres de hacerlo, para luego no echar en cara lo que dimos.

Si podemos aceptar que las personas están en condiciones de modificarse, también podemos aceptar que la terapia es una de las disciplinas que generan estos cambios.

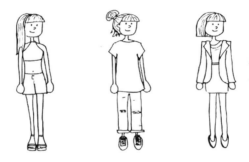

*Si el tiempo y nuestras experiencias de vida nos modifican
como personas, ¿por qué no aceptar que la terapia, como experiencia,
también puede modificarnos?*

Dicen que...
la psicoterapia no es para todo el mundo.

La terapia, bien llevada, sirve siempre: cuando uno está mal, para estar bien; cuando uno está bien, para estar mejor, es decir, para seguir creciendo y desarrollando nuevas posibilidades vitales. La terapia nos ayuda a conseguir una coherencia entre lo que pensamos, lo que sentimos, lo que decimos y lo que hacemos, incluyendo también aquello que soñamos.

Podemos establecer una comparación con la actividad física: existe la rehabilitación, que consta de ejercicios destinados a recuperar una función corporal perdida o debilitada a causa de un accidente o enfermedad. Además está el entrenamiento, que es el adiestramiento deportivo para aumentar la fuerza, la rapidez y la resistencia. Por último, la gimnasia en general, que es una práctica que ayuda a desarrollar la flexibilidad y la fortaleza corporal, y que le sirve a cualquier persona en cualquier momento.

De la misma manera, puede decirse que la terapia actúa en tres niveles diferentes:

I. Ayuda a sanar trastornos personales específicos. Son características propias, provenientes de situaciones traumáticas, que atacan todos los ámbitos de la vida distorsionando nuestra visión del camino. Es como si viéramos nuestro entorno ennegrecido por unos lentes oscuros que llevamos puestos. Ejemplos: la depresión o una fobia.

II. Ayuda a elaborar situaciones de cambio específicas. Son tránsitos vivenciales que se nos presentan como obstáculos en el camino de la vida a modo de bisagras o encrucijadas. Ejemplos: perder el trabajo o una mudanza.

III. Ayuda a concretar logros en general, haciéndonos ver qué decisiones podemos tomar para mejorar, ser más felices y hacer más felices a nuestros semejantes. Ejemplos: disfrutar del tiempo libre o concretar una asignatura pendiente, como aprender a tocar la guitarra. Descubrir estas metas está al alcance de cualquiera en todos los momentos de la vida. Por eso también es fructífero analizarse en las épocas más prósperas, cuando aparentemente no "necesitamos" la terapia: nos servirá para equiparnos mejor durante la marcha, al igual que la gimnasia.

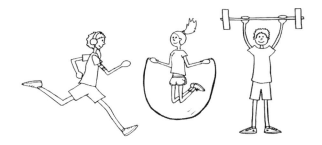

La terapia es como la actividad física: siempre nos ayuda.

Dicen que...
la psicoterapia es solo para gente muy enferma.

Todas las personas pueden realizar un proceso terapéutico. Todos somos pacientes potenciales porque todos tenemos problemas: nadie está exento de ellos, ni siquiera la gente que uno cree que lo está. La diferencia entre una persona que hace terapia y otra que no, es que la primera asume sus problemas y elige esta manera de resolverlos, mientras que la otra, si no busca soluciones en otros caminos, está minimizando o negando su situación.

A menudo se cree que el que no concurre a terapia maneja sus problemas con maestría. Sin embargo, muchas veces se trata de personas que no aceptan recibir ayuda o la descalifican por creerla innecesaria. Pero **negar** un problema no lo elimina, lo profundiza.

Asimismo se piensa que alguien hace terapia porque sus problemas son muchos o muy graves. Pero no es así: la decisión de tratarlos no significa que sean peores. Es más, muchas veces se trabajan temas que no son tan graves como los que tienen otras personas que no se analizan. **Aceptar** un problema es el primer paso hacia su superación.

Vemos, entonces, que el eje central no es el "qué" sino el "cómo". Lo principal no es la gravedad del problema, sino lo que hacemos para solucionarlo. Esto incluye la necesidad de complementar el tratamiento con abordajes de otras disciplinas o con medicación, cuando con la terapia sola no alcance.

"¿Por qué todo me resulta tan difícil? ¿Por qué me tiene que pasar esto a mí?" Todos nos hicimos estas preguntas más de una vez. La angustia que nos producen es un indicador importante: nos incomoda al igual que la fiebre, pero así como esta nos advierte la existencia de una infección, la angustia nos señala la importancia de un tema a tratar. La terapia es uno de los caminos para lograrlo. Cada ser humano es único; por eso, para que la terapia sea eficaz, debe ser personalizada, como un guante confeccionado a medida.

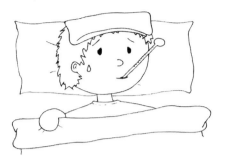

La angustia es un síntoma que señala la existencia de un tema a resolver,
así como la fiebre es indicio de una infección orgánica.

Dicen que...
los psicólogos le lavan el cerebro al paciente.

Esta es una creencia muy común que se manifiesta en otros comentarios como: *"Los psicólogos manejan tu mente, manipulan tu vida, pautan tu conducta"*. Este tipo de ideas revela, ante todo, un desconocimiento profundo acerca de la psicología, cosa que no es reprochable porque todo lo que cada uno de nosotros sabe hoy, en algún momento de la vida tuvo que aprenderlo y no todo el mundo tiene por qué interesarse en la psicología.

Una posible causa del mito de que los psicólogos manipulan la vida del paciente es el miedo. Y aquí tenemos dos posibilidades: en primer lugar está el miedo más superficial a incursionar en un ámbito nuevo. Este miedo se presenta ante cada situación desconocida. Siempre es más fácil invalidar: si yo descalifico, me libero de tener que acercarme a averiguar para conocer y entender de qué se trata. En segundo lugar, está el miedo más profundo, que se basa en la suposición de que el paciente va a terapia y le "entrega" su mente o su corazón al terapeuta para que este haga lo que quiera, como si le entregara las riendas de su vida. Dicho de otro modo, se cree que el profesional puede trabajar con nuestro consciente (y nuestro inconsciente) detrás de nuestras espaldas, más allá de nuestro entendimiento, realizando cambios ocultos en nuestro psiquismo sin nuestra aprobación, como si fuéramos un títere en las manos de un titiritero con el poder de maniobrar nuestra vida. Esto da como resultado una sensación de pérdida de control, como si el paciente quedara vulnerable y expuesto a los antojos del analista.

Pensar esto es darle demasiado poder al terapeuta y subestimar la capacidad de discernimiento del paciente. Este puede tener problemas como, de hecho, los tenemos todos, pero eso no lo torna más manipulable. El proceso terapéutico tampoco le quita gradualmente la lucidez, sino todo lo contrario: el analista siempre está focalizado en las vivencias del paciente desde la perspectiva de este, no de la suya, tratando de dilucidar cuál es el cambio que el paciente (y no él) quiere introducir en su vida.

Tomemos el peor de los casos: las personas que tienden a sobreadaptarse en busca de aceptación o afecto. Esto significa que pueden llegar a estar de acuerdo con opiniones diametralmente opuestas, que provengan de distintas personas; o pueden cambiar su conducta según los requerimientos del momento. Esto les sucede en todos los temas y con todos los vínculos: la mimetización con lo que opina el otro también se va a exteriorizar en la terapia. Sin embargo, es en este espacio donde justamente se puede trabajar esta imposibilidad de tener criterio propio como tema de análisis; la labor del terapeuta es conducir el tratamiento de tal modo que sea el paciente quien pueda desarrollar su capacidad crítica para luego posicionarse ante las cosas.

Por lo tanto, todo paciente puede ir tranquilo a terapia confiando en sus pálpitos, dando crédito a sus percepciones. Además, puede detectar con facilidad cualquier intento de manipulación a través de algún indicio burdo como, por ejemplo, un comentario inapropiado, una conducta desubicada o una pregunta que responde a la curiosidad personal del terapeuta en vez de a las necesidades del paciente (por ejemplo, el analista puede preguntarle si concretó la venta de su auto, pero no a qué precio lo vendió). En estos casos el paciente debe alejarse de esa "no terapia" para luego comenzar un tratamiento con un terapeuta idóneo.

La manipulación que sí se debe abordar en una terapia es la que ejercen sobre el paciente sus trastornos. Todo paciente llega a la consulta ya "envuelto" en ataduras invisibles y dolorosas: son las que se fueron generando a lo largo de su propia historia y nada tienen que ver con el analista. Al iniciar una buena terapia, este, lejos de generar hilos nuevos, debe detectar los hilos enfermizos que atan al paciente a sus trastornos. La tarea de tratar de cortar esos hilos paralizantes es una labor conjunta entre paciente y analista: este último no será el único que "trabaje", mientras el paciente espera que "le resuelvan la vida", sino que el propio paciente debe involucrarse activamente en el proceso, dentro y fuera del consultorio. La meta es descubrir qué le pasó, por qué está así y qué quiere hacer con eso que le sucede, ver cómo se puede modificar la situación diferenciando su deseo de los mandatos, presiones y prejuicios de su entorno.

El vínculo entre analista y paciente debe ser habilitante y liberador para este último. La terapia no debe promover la dependencia sino proveer al paciente de herramientas que lo conduzcan a una saludable autonomía.

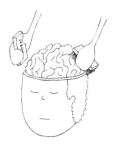

Creer que un terapeuta puede "lavarnos el cerebro" revela nuestro miedo de incursionar en algo nuevo o de descubrir algo que quizá no queremos saber.

Dicen que...
los psicólogos deciden
por uno.

Se suele pensar que el terapeuta decide lo que el paciente debe hacer de su vida. Nada más lejos de la realidad. Un buen terapeuta es aquel que se despoja de su forma personal de pensar y de su escala de valores a la hora de atender. De este modo puede asistir al paciente para que este encuentre sus propias verdades. Siempre se trata de eso: que el paciente diga lo no dicho, que pueda visibilizar lo que le preocupa.

Una vez clarificado el problema, se trata de desglosarlo de modo tal de encontrar distintas facetas. Al dividirlo, el problema se hace menor, se debilita y nuestras chances de superarlo aumentan. Para encontrarle una solución también es importante buscar las raíces del problema: todas las vivencias pasadas intervinientes en el tema. La idea es llegar a descubrir lo que el paciente realmente desea dentro de sus posibilidades. Una vez identificada su meta, se establecen estrategias. En ese camino se trabaja sobre los temores, los bloqueos, las contramarchas, las oscilaciones, las ambivalencias, los estancamientos.

En el seguimiento de estas situaciones, si el paciente se está alejando de su objetivo, es el deber del analista señalárselo: por ejemplo, si alguien tenía un proyecto laboral pero decide irse de vacaciones y gastar mucho dinero que podría haber invertido en el emprendimiento, el terapeuta debe recordarle cuál era su deseo, o reformularlo, siempre desde la perspectiva del paciente, no desde la suya. Es aquí donde algunos pueden pensar que el analista está conduciendo la vida del paciente, cuando, en realidad, lo único que conduce es el tratamiento, orientando el rumbo según lo que el paciente manifestó necesitar en ese momento.

Es importante señalar que muchas veces el paciente selecciona alternativas que nada tienen que ver con lo que el terapeuta íntimamente cree que es mejor para él. Es más, son exactamente opuestas a las que sugeriría. En esos casos el analista debe abstraerse de sus opiniones o deseos, para focalizar únicamente en lo que el paciente decidió hacer.

Puede realizar advertencias, puede señalar repeticiones, puede manifestar los escollos que el paciente encontrará en su elección, pero nada más. Luego debe asistirlo y acompañarlo desde la escucha en su elección.

Cuando el paciente logra su propósito, se toma este avance como anclaje para buscar nuevos caminos, ya que cada deseo cumplido suele dar a luz otros deseos a cumplir. Si se fracasa, se tratará de verlo como un ensayo, se buscará el aprendizaje que brindó la experiencia y se hará un nuevo intento mejorado, recordando que nadie nació sabiendo y que detrás de todo éxito hay múltiples fracasos superados. También se puede plantear un cambio de rumbo, pero aquí, nuevamente, es el paciente el que decide.

Podría decirse que la terapia es como un barco en altamar cuyo timón está en manos del paciente. El terapeuta está a su lado y lo asiste para examinar las condiciones climáticas considerando el estado del barco; analiza lo sucedido anteriormente durante el viaje y lo ayuda a estimar los riesgos que implica buscar su norte. Por más que el terapeuta intervenga en la orientación, quien toma finalmente la decisión del rumbo a elegir es quien tiene el timón en sus manos, es decir, el paciente.

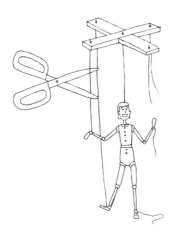

El terapeuta no genera hilos que nos manipulan,
sino que corta los que ya están.

Dicen que...
los psicólogos permanecen inexpresivos durante la sesión.

Dentro de las terapias que se desarrollan únicamente a partir de lo verbal, cada corriente teórica tiene su postura. A eso se le suma la modalidad personal que cada terapeuta desarrolla a lo largo de su práctica profesional.

Existen corrientes para las cuales el silencio y la inexpresividad del analista durante la sesión responden a una finalidad terapéutica. No es algo arbitrario ni antojadizo: se fundamenta en el concepto de que el silencio evita influir y funciona como disparador del relato del paciente.

Sin embargo, hay quienes se desalientan con ese silencio inexpresivo, que es interpretado como frialdad, distancia, desinterés o ausencia de compromiso por parte del terapeuta. La falta de reciprocidad puede producir una inhibición aún mayor que aquella que el paciente se dispuso a sanar a través de la terapia. En estos casos, en los que el silencio o la inexpresividad del analista son un obstáculo para el desarrollo de la confianza del paciente, este debe saber que puede plantear su inquietud en terapia.

Existen abordajes terapéuticos que consideran que las reacciones espontáneas del analista no tienen por qué influir en el relato del paciente y, por el contrario, suelen ser sanadoras porque evidencian y profundizan la empatía. Además, contribuyen a la fluidez del diálogo y a la elocuencia del paciente, incluso para manifestar sus discrepancias con el discurso del analista.

Otras técnicas incorporan dramatizaciones, más o menos guionadas (que en psicogenealogía se denominan *Psicoescenas*), en las que el paciente puede dialogar con la o las personas con quienes tiene el conflicto (estén vivas o fallecidas), recreando lo que le dirían si estuvieran presentes. Este diálogo, en el que el terapeuta no interviene (o interviene muy poco, solo para guiar), puede tener un efecto profundamente sanador.

Más allá de lo teórico, una terapia se desarrolla entre personas. Y la condición primordial es que pueda comenzar a plasmarse. Para ello, es necesario que el paciente pueda sentir que la actitud de su analista le sirve, independientemente de que sea más o menos expresiva. También puede suceder que, a lo largo de su vida, un paciente pruebe distintas modalidades de abordaje terapéutico, en consonancia con sus vivencias del momento.

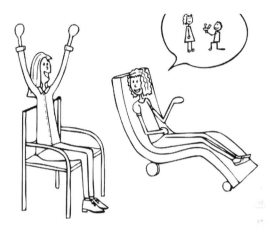

Bien llevada, la efusividad del analista aumenta la empatía sin distorsionar el relato del paciente.

Dicen que...
la gente siempre sale llorando de las sesiones.

Puede pasar que, en una etapa muy traumática (por ejemplo, si está haciendo un duelo por la muerte de un ser querido), el paciente salga llorando del consultorio. Esto es normal, siempre y cuando suceda durante un cierto período de tiempo y el llanto no se vuelva habitual en todas las sesiones.

Sea cual fuere el motivo de angustia, el terapeuta debe cuidar que el paciente esté en condiciones de retirarse al finalizar la sesión y continuar con las actividades del día. Una sesión puede movilizar y conmover, pero no descompensar al punto de que se corran riesgos en la vía pública. Si ese fuera el caso (son situaciones excepcionales), entonces el terapeuta debería indicarle al paciente que suspenda su agenda y se retire a un espacio donde se sienta contenido. La primera ley en terapia, como en cualquier otra disciplina relacionada con la salud, es no empeorar la situación ya existente.

Hay sesiones en las que se realizan descubrimientos dolorosos y el paciente puede llegar a irse más angustiado que como llegó. Sin embargo, aun en esos casos, prevalece un sentimiento de asombro y de gratitud al comprobarse la eficacia de la terapia. Son las sesiones "memorables", que producen grandes avances en el camino del autoconocimiento.

No todo el mundo expresa su angustia a través del llanto; es decir, la ausencia de lágrimas no implica la falta de angustia. Existen muchas otras maneras de desahogarse y todas son válidas (siempre y cuando no afecten la seguridad propia o de otros), porque el desahogo siempre es positivo.

Más allá de la presencia o no de lágrimas, si un paciente siempre sale muy angustiado de todas las sesiones, si esa desolación no disminuye o se acrecienta cada vez más, entonces hay algo en la terapia que no funciona o que es insuficiente, y habrá que buscar otras soluciones complementarias. Por ejemplo, si la persona está atravesando una depresión profunda, es útil hacer una interconsulta con un psiquiatra que indique una medicación. Si el problema está en el método de trabajo del terapeuta, el paciente puede solicitar que se incorpore a la sesión la persona con la que tiene el conflicto, aunque se trate de un tratamiento individual. O puede pedir aumentar la frecuencia de las sesiones para acelerar el proceso de recuperación porque entiende que, aunque le provocan angustia, le hacen bien.

Por último, si aun con estas u otras alternativas el paciente empeora en vez de mejorar, la mejor opción será cambiar de terapeuta. Admitir la existencia de una limitación es el primer paso para solucionarla.

En síntesis, un paciente siempre debe salir de la sesión un poco mejor que como entró, haya habido o no llanto durante su transcurso. Si falta a una sesión, debe sentir una diferencia; pero si le da lo mismo una sesión que otra, o le da lo mismo ir a terapia que no ir, entonces hay que replantear el tratamiento.

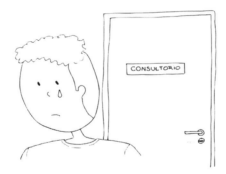

Siempre y cuando no nos descompense, el llanto luego de una sesión puede ser liberador e indicar que el tratamiento está funcionando.

Dicen que...
los psicólogos te siguen la corriente en todo.

En toda terapia tiene que haber un espacio y un tiempo para el desahogo, o sea, para la catarsis. El analista debe acompañar al paciente en ese proceso desde la escucha, porque manifestar los sentimientos siempre es de por sí terapéutico.

Sin embargo, una terapia no puede reducirse únicamente a la contención. Luego de la catarsis del paciente, el terapeuta tiene que intervenir.

Podemos asemejar la labor de un terapeuta con la de un periodista de investigación: una de las habilidades fundamentales del periodista es hacer la pregunta correcta en el momento adecuado para obtener la información necesaria. Del mismo modo, el analista explora a través de sus preguntas la historia del paciente, para ampliar su visión y así comprender mejor lo que le sucede. A veces esas preguntas pueden ser incómodas o difíciles de responder, pero siempre son necesarias.

Si bien el discurso del paciente es lo más importante de una sesión, esto no significa que el terapeuta no ofrezca respuestas, sino todo lo contrario: un buen analista sabe preguntar, pero también sabe cuándo y qué responder a las inquietudes de sus pacientes.

Las intervenciones del terapeuta (y el modo en que las exprese) dependerán de su marco teórico, pero deben existir y ser eficaces, incluso si resultan desagradables de escuchar para el paciente.

A veces hay quien comenta: *"Tengo una compañera de trabajo que se analiza hace años y está siempre igual. Para mí que el psicólogo está de acuerdo con todo lo que ella dice"*. La concordancia incondicional del analista con su paciente no es buena: transforma el vínculo en una "palmoterapia", porque el terapeuta se limita a "dar palmadas en la espalda" del paciente. Este tipo de relación no es terapéutica ni ayuda a resolver ninguna trama de conflicto. Para que una terapia sea eficaz, en muchas circunstancias el analista debe decir lo que al paciente le cuesta escuchar. Esto no implica insultos, agravios o descalificaciones: se trata de intervenciones que examinan aspectos de la vida que al paciente le disgusta asumir.

Algo muy distinto de la "palmoterapia" es el reconocimiento del terapeuta ante los progresos del paciente. Ponderar los verdaderos logros es imprescindible en toda terapia porque eleva la autoestima. Además, cuando el halago es justo, se torna un condimento necesario alrededor de un trabajo terapéutico profundo.

Una terapia no puede sostenerse únicamente con los elogios, así como tampoco puede funcionar si solo se producen intervenciones críticas. El compromiso del terapeuta debe manifestarse en ambas direcciones, buscando un equilibrio armonioso.

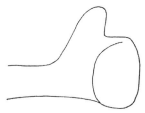

Darle ánimo al paciente es muy diferente a hacer una "palmoterapia".

Dicen que...
los psicólogos generan separaciones.

Es muy común escuchar comentarios como este: *"Tengo una amiga que estaba en crisis con su marido y que, cuando comenzó a hacer terapia, se divorció por todas las barbaridades que le metió la psicóloga en la cabeza".* Lo cierto es que la terapia deja al descubierto situaciones preexistentes, no inexistentes. Creer que el terapeuta provoca un divorcio es considerarlo omnipotente. Ningún analista puede reconstruir ni destruir un vínculo. Lo que hace el tratamiento es revelar sentimientos escondidos, reprimidos o negados y ayudar a que los pacientes decidan qué camino elegir. Siempre es el paciente quien decide. El terapeuta solo le proporciona herramientas para evaluar su situación y tomar sus decisiones.

Si una pareja se disuelve no es a causa de la terapia, sino del deterioro del vínculo. El vaso ya estaba colmado y la consulta fue la gota que lo rebalsó. Esto sucede cuando el tratamiento se inicia cerca del desenlace de la pareja: lo que resta hacer es aclarar la situación y asumirla. En estos casos, muchas veces se termina culpando a la terapia por lo doloroso que resulta hacerse cargo de los propios conflictos.

Las historias de nuestros ancestros influyen en nuestro modo de relacionarnos en pareja. Esta influencia puede manifestarse como una repetición y otras veces como una polarización (tomar el camino opuesto). Sea cual sea el camino elegido, las historias familiares funcionan como un referente.

Existen parejas que se sostienen durante muchos años en un vínculo estable, como en una altura crucero sin turbulencias. Pero, en el momento en que deciden pasar a otra etapa (por ejemplo casarse, tener un hijo, cambiar de vivienda), se separan. Son vínculos que funcionan bien mientras nada cambie, y en los que cualquier avance quita el velo y muestra las diferencias que ya existían y que hacen imposible la continuación de la pareja.

Otras comparten un mismo proyecto durante muchos años, por ejemplo, la crianza de los hijos, y cuando el nido se vacía ya no pueden seguir juntos porque todo el vínculo se basaba solo en eso y se ven como desconocidos en todos los demás ámbitos.

En algunas parejas uno de sus miembros se reprime, calla y durante años no manifiesta sus quejas o reclamos, de modo que su descontento va acumulándose hasta estallar finalmente en una decisión irreversible. Para la otra persona esta decisión resulta inesperada, sorpresiva y absurda: *"¡Pero si estábamos bien!"*. En estas parejas, aquel que calla tiene que aprender a dar señales más contundentes y "dosificarlas", y el otro miembro debe aprender a no negar la situación y desarrollar su empatía hacia el cónyuge.

Además, hay casos en los que el conflicto se produce a causa de crecimientos dispares o muy diferentes, que generan una incompatibilidad muy difícil de superar; por ejemplo, cuando uno de los integrantes de la pareja crece mucho en su profesión y el otro no.

Hay parejas que surgieron compartiendo su formación académica y que, después, quedan deserotizadas por un vínculo de mucha rivalidad y competencia. También puede suceder que formen una empresa familiar y que todo aquello relacionado con los negocios arrase con la relación conyugal.

Encontramos parejas que pasan una fase muy larga de malestar, con un vínculo tortuoso, muchas peleas y ambivalencias, porque no pueden estar bien juntos, pero tampoco se pueden separar. Cuando finalmente se produce la ruptura, es común que se sientan de pronto muy bien, eufóricos, y por esa razón la gente duda de que estén realizando su duelo. Lo que sucede es que ese duelo ya lo han tramitado juntos, durante esa fase previa tan dolorosa.

Gran cantidad de consultas se producen a partir de una infidelidad, que se señala como la causa de los problemas conyugales cuando, en realidad, es una consecuencia. La infidelidad se instala, generalmente, cuando ya hay un conflicto previo. También hay personas con una tendencia recurrente a ser infieles, y otros casos en los que la infidelidad conduce a una persona a encontrar el verdadero amor de su vida. Todas estas situaciones se trabajan en terapia y se analizarán las causas profundas.

Hasta aquí hemos enumerado muchas de las problemáticas que generan conflictos de pareja. Como se ve, ninguna de ellas es producto de la terapia, sino que la anteceden y es tarea del analista orientar a la pareja para dilucidar qué es lo que está pasando.

Cuando la consulta se realiza a tiempo, la terapia es muy beneficiosa para recomponer la pareja. Esa reconciliación, para que sea duradera, tiene que establecerse sobre nuevas bases. Ambos integrantes deben inaugurar nuevos hábitos y nuevas miradas acerca del otro, arribando a una síntesis superadora.

En el caso de que no sea posible evitar la separación, la terapia también es beneficiosa, porque nos señala las causas de esa ruptura de modo que no se produzca una repetición: la idea no es cambiar un personaje por otro en una historia que siempre es igual, sino cambiar la historia, modificar el tipo de vínculo.

Las problemáticas de pareja se pueden trabajar de forma individual; es decir, que cada miembro tiene su espacio terapéutico propio en el cual, a veces, se puede incluir al otro en una o varias sesiones. Otro abordaje es iniciar una terapia de pareja, a la que ambos asisten juntos y trabajan con otro analista que no es quien asiste individualmente a ninguno de los dos.

Muchas veces sucede que un miembro de la pareja está en terapia y quiere que el otro también empiece un tratamiento individual o acceda a uno conjunto. Cuando hay una negativa de su parte, la resolución del conflicto se dificulta mucho.

La terapia puede ser muy útil para organizar la etapa siguiente a la separación, en la que es necesario consensuar la organización de nuevas rutinas, especialmente si hay hijos de por medio.

Vemos que la terapia no trata a todas las parejas bajo los mismos criterios, porque no hay una pareja igual a la otra. No siempre la reconciliación es el objetivo a lograr, como tampoco lo es la separación. El terapeuta busca ayudar a que los miembros de la pareja arriben al vínculo con el que mejor se sienten.

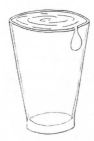

La terapia no causa la separación, sino que desencadena un proceso que ya se viene gestando desde antes.

Dicen que...
los psicólogos provocan rupturas familiares.

A veces escuchamos comentarios tales como: *"Tengo un amigo que se llevaba bárbaro con sus hermanos y, cuando empezó a hacer terapia, se peleó con todos"*. Es normal que aparezcan algunos roces debidos a la toma de conciencia de emociones hasta entonces reprimidas o calladas. En realidad, se arroja luz sobre algo que estaba oculto, no expresado, y por eso se ignoraba. En el ejemplo de los hermanos, si en esa familia solamente uno de ellos se ocupa de cuidar a sus padres, sin que nunca se haya consensuado que así fuera, puede ocurrir que quien carga con esa responsabilidad acumule rencores que los demás no sospechan y se manifiestan en la terapia. Los familiares pueden reaccionar con sorpresa ante lo que consideran algo inesperado, cuando en realidad es una situación reprimida durante mucho tiempo.

El seguimiento adecuado del terapeuta evitará, salvo en casos extremos, una ruptura familiar. Hay formas de limitar esas decisiones drásticas; se puede incorporar a las sesiones a uno o varios de los familiares con quienes el paciente tiene problemas, o el terapeuta puede proponer que se establezcan acuerdos (por ejemplo, que los hermanos se turnen en el cuidado de los padres) o compensaciones (por ejemplo, que si un hermano no puede colaborar de manera presencial haga un aporte económico que ayude a solventar los gastos del cuidado). No olvidemos que cada miembro de la familia hace lo que puede.

Cada familia tiene una historia única y singular: conocerla nos ayuda a descubrir los motivos del malestar que conduce a uno de sus miembros a la terapia.

Otro elemento a tener en cuenta es que la relación con nuestros padres es una consecuencia de la que ellos tuvieron con nuestros abuelos y así sucesivamente. Dentro del árbol genealógico, es importante ver si ciertas situaciones se han repetido en generaciones anteriores. Para evaluar cualquier actitud de un familiar hay que remitirse al punto de partida: sus vivencias infantiles, el entorno en que creció. Este conocimiento nos ayuda a entenderlos mejor. La comprensión relativiza polarizaciones y evita desgarros emocionales.

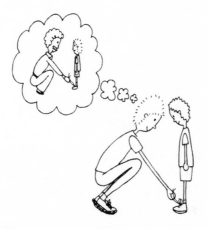

La relación con nuestros padres está basada en la que ellos tuvieron con los suyos.

Dicen que...
los psicólogos estudiaron psicología para resolver sus propios problemas.

Para responder a esta inquietud (que incluye descalificaciones prejuiciosas como "los psicólogos están todos locos", tomaremos un par de ejemplos de otras áreas:

Un niño presencia la muerte de su padre por un ataque cardíaco. Con los años se convierte en cirujano cardiovascular. Durante su concurrencia hospitalaria conoce a un colega llegado desde el interior del país. Hijo de una modista, ella le enseñó a zurcir, lo que le sirve para suturar. Con su padre carpintero aprendió a tallar madera, aprendizaje que emplea en otros aspectos de su labor quirúrgica.

Una joven se promete a sí misma estudiar arquitectura para aprender a construir viviendas antisísmicas, luego de haber padecido el derrumbe de su precaria casa materna por un terremoto. Cursando una materia conoce a otra estudiante que elige la misma carrera por las constantes mudanzas que vivió en su infancia a causa del trabajo de su padre. Estas le despertaron la curiosidad por ver cómo cada vivienda ofrece diferentes opciones para solucionar las mismas necesidades.

En cada ejemplo hay dos personas que llegan a la misma carrera desde un punto de partida diferente: en un caso la motivación nace de un suceso doloroso y súbito; en el otro, el estímulo es una vivencia que proviene de la cotidianidad familiar.

Antes de continuar cabe aclarar que algo tan importante como transitar una carrera universitaria nunca es consecuencia de un solo factor; siempre hay una multicausalidad, pero generalmente existe una razón que tiene más peso que las demás.

Volviendo a los ejemplos: ¿cuál de los dos médicos, luego de la especialización, hará un avance quirúrgico? ¿Cuál de las dos arquitectas se destacará más a la hora de proyectar?

Estas preguntas no podrán responderse anticipadamente: la experiencia demuestra que tanto el sufrimiento como la felicidad pueden influir en la formación de profesionales brillantes. ¿Son válidos ambos orígenes?

Claro que sí. ¿Es válido averiguarlos? Por supuesto. Descubrir el origen, lejos de invalidar, potencia las capacidades.

Ahora bien, una vez obtenido el título ¿de qué otra cosa fundamental depende que un profesional sea brillante en lo suyo o no? La respuesta está en cómo recicle esas motivaciones personales y las transforme en algo mayor, de modo que ya no importe cuál fue el disparador inicial. Todo profesional deberá reelaborar su historia individual para ser útil, a través de su práctica, a la sociedad: en esto consiste la vocación de cumplir una misión, de asumir una tarea en la que se tomen las causas ajenas como si fueran propias.

En el caso de la psicología pasa exactamente lo mismo: están los que han tenido un pasado conflictivo y están los que se acercan a la universidad por un interés intelectual o filantrópico. Ninguna de estas fuentes garantiza ni descalifica el futuro ejercicio profesional. Si el estudiante de psicología tenía como meta únicamente resolver sus problemas personales, pronto desertará. Si llega a obtener el título pero no le interesa escuchar a los demás, no ejercerá la profesión. Y si lo hace, en breve se quedará sin pacientes, porque estos se dan cuenta del interés o desinterés del profesional.

Por el contrario, para que un psicólogo se convierta en un profesional idóneo y perspicaz en la escucha, necesita incorporar, además de los conocimientos académicos, pasión, dedicación y compromiso, trascendiendo sus propias necesidades.

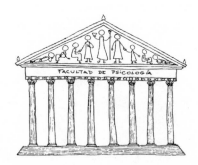

El motivo por el que alguien decide estudiar Psicología
no determina por sí solo su futura calidad profesional.

CAPÍTULO 2: CREO QUE

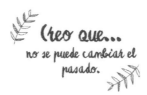

Creo que...
no se puede cambiar el
pasado.

Es cierto que no se puede modificar los hechos del pasado: lo que nos queda son los recuerdos, ya sea materiales o afectivos. Sin embargo, cada recuerdo ya es en sí mismo una interpretación de un suceso. El pasado nunca es solamente el pasado: siempre estará determinado por la lente desde la cual se lo observa, es decir, nuestra manera subjetiva y singular de evocarlo. Es por eso que casi siempre existen diferentes versiones sobre el mismo hecho, tantas como sus participantes, o como quienes deseen evaluarlo.

Además, los recuerdos se van transformando a través del tiempo: un recuerdo feliz puede volverse doloroso. A la inversa, un recuerdo negativo puede convertirse, por sus consecuencias, en una vivencia positiva. A este proceso se le llama **resignificación**: darle otro significado a algo que ya ocurrió. Al cambiar el punto de vista, se modifica la imagen. Y es allí donde la terapia puede ayudarnos.

Analizarse es como ver una película por segunda vez: ante nuestros ojos surgirán nuevos modos de valorar situaciones, consolidar opiniones, corregir datos y disfrutar de aspectos inadvertidos. Terminaremos viendo otro film distinto del anterior.

La película que veremos en terapia es la de nuestra historia individual, con la asistencia de un especialista que nos brindará más elementos para apreciarla. Siempre es posible revisar una vez más lo sucedido. Por eso la mirada que tenemos acerca de nuestro pasado es dinámica: se recicla constantemente. Así como los movimientos del camarógrafo determinan diversos puntos de vista en un film, la tarea terapéutica nos ubica en un nuevo enfoque más saludable y eficaz.

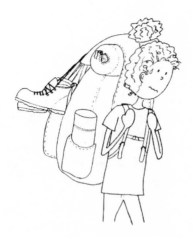

La terapia ayuda a que la "mochila" en la que cargamos nuestros recuerdos del pasado se sienta más liviana, porque le damos un nuevo significado a su contenido.

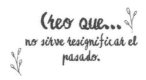

Creo que...
no sirve resignificar el pasado.

Modificar la mirada sobre nuestra historia no es algo abstracto, sino que posee un sentido práctico: ver las cosas con otros ojos es útil. Para saber qué me pasa hoy tengo que revisar qué me pasó ayer y así poder decidir cuál camino tomar mañana. Analizar el pasado mejora nuestro futuro.

Este lugar novedoso en que nos sitúa la terapia nos permite emprender acciones que generan resultados mejores y concretos. Estos avances se manifiestan en hechos de nuestra vida cotidiana y son visibles para nuestro entorno (familiar, laboral, etcétera). Por ejemplo, una persona muy insegura que no logra destacarse en su trabajo por ese motivo, puede afianzarse poco a poco en su puesto y lograr el reconocimiento de sus colegas y superiores.

¿De qué modo contribuye la terapia a delinear nuestro porvenir?

- Aligera cargas innecesarias y nos permite asumir todo aquello que sí depende de nosotros.
- Nos encamina hacia la concreción de nuestros deseos.
- Nos enseña a convivir con nuestras falencias, a hacernos cargo de nuestros errores y a no recaer en ellos.
- Nos ayuda a superar traumas e inhibiciones.
- Eleva nuestra autoestima, potencia nuestras capacidades y nos vigoriza para reparar nuestros vínculos, incluso con aquellas personas que ya no están con nosotros.

Encarar una terapia es conectarnos con el pasado y trabajar con nuestros recuerdos de modo que los efectos de nuestra elaboración sean productivos. Este trabajo incluye a las personas de nuestro árbol genealógico que no hemos conocido, pero de las cuales nos han llegado relatos familiares. Ante estas "leyendas", podemos elegir aceptarlas sin cuestionarlas o ampliar, profundizar y modificar nuestro enfoque, consiguiendo así una visión más abarcativa de la historia familiar.

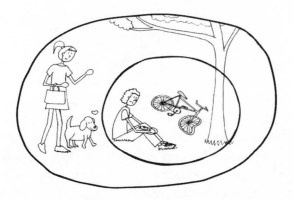

Nuestra opinión sobre lo que nos pasa depende del enfoque que adoptemos: si solo nos enfocamos en la caída, no repararemos en la solidaridad de quien se acerque a ayudarnos.

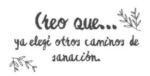

Creo que...
ya elegí otros caminos de sanación.

Hay personas que tienen otro u otros caminos de sanación ya trazados (yoga, acupuntura, meditación, etcétera). Todas estas opciones son útiles. La salud es como la cima de una montaña: se trata de un lugar al cual podemos acercarnos y ocupar desde diferentes ángulos. Cada disciplina constituye un sendero válido. La combinación de varias en forma simultánea o sucesiva también es eficaz. Siguiendo con la imagen de la montaña, así como cada camino hacia la cumbre nos plantea distintos desafíos y nos brinda un paisaje diferente, también cada disciplina nos ofrece un tipo de aprendizaje único e irrepetible, fortaleciendo aspectos internos diversos.

Es importante señalar que dentro del espacio psicoterapéutico el paciente tiene libertad para comentar todas las consultas que haga. Por ejemplo, puede contar los resultados de una carta natal astrológica, o de una consulta de tarot. También puede enumerar las características de su signo según el horóscopo chino o mencionar que consultó el I Ching.

De la misma manera, el paciente puede relatar sus experiencias con tratamientos diferentes de los de la medicina tradicional: por ejemplo, los homeopáticos.

Si incursiona en disciplinas artísticas, todos sus descubrimientos y revelaciones son también material de trabajo en terapia.

Además puede incorporar los resultados de otras consultas a nivel psicológico: por ejemplo, en una terapia individual puede hablar sobre una constelación familiar o una sesión de eneagrama, o incluso una terapia grupal en instituciones como Alcohólicos Anónimos.

Pero entonces, podemos preguntarnos: ¿qué distingue a una terapia psicológica de cualquiera de estos otros caminos de sanación? La diferencia está en dónde se sitúa la verdad. Para todos los otros caminos (reiki, yoga, mindfulness, etcétera) la verdad está en lo que dice el especialista. Un profesor de meditación, por ejemplo, imparte siempre las mismas técnicas y los mismos conocimientos a personas totalmente diversas entre sí. En cambio, en la psicoterapia, la verdad está situada en el paciente, no en el terapeuta. Cada persona que hace terapia tiene su propia verdad, y el rol del analista es diferente del de cualquiera de los especialistas mencionados, porque sus intervenciones serán totalmente diferentes con cada paciente.

Pero entonces, si la verdad está en manos del paciente, ¿para qué está el terapeuta? En una terapia individual, su función es decodificar e interpretar el discurso del paciente, para ayudarlo a encontrar su verdad, además de contenerlo. Por eso, todas las incursiones en otras disciplinas pueden y deben ser incorporadas a la terapia, porque es importante tramitarlas y procesarlas en conjunción con la historia del paciente. De esta manera no quedan aisladas, sino que se potencian al vincularse con otros aspectos de la vida. Analista y paciente podrán conversar y definir de qué forma se incorporan, modifican o profundizan los resultados de estas consultas.

La actitud de un paciente en terapia individual siempre va a ser de introspección: su mirada estará siempre vuelta hacia sí mismo. Mientras que la actitud de un discípulo de yoga u otra de las disciplinas mencionadas, si bien es otro tipo de búsqueda interior, está siempre dirigida al maestro, gurú o especialista: busca la verdad en el otro y en sus instrucciones (cosa que el terapeuta no brinda, porque no hay un "manual de instrucciones" en la terapia o, en todo caso, no es el mismo para todos los pacientes).

Es común escuchar frases como *"El gimnasio es mi mejor terapia"* o *"La jardinería es mi método de sanación"*. Es importante señalar que palabras como "terapéutico" o "sanador" se han generalizado y se utilizan para calificar todo tipo de actividades, hasta un taller de bordado o un partido de tenis. Sin embargo, estas palabras tienen un significado estricto que está ligado indisolublemente con la terapia psicológica. En la medida en que podamos distinguir estas dos acepciones, podemos aprovechar los beneficios de todas estas actividades, pero sabiendo que ninguna de ellas reemplaza la terapia. Esta es insustituible y, si nunca se vivenció, resultará enriquecedora como una nueva búsqueda.

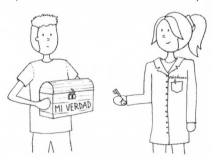

A diferencia de otras disciplinas, el análisis sitúa la verdad en el paciente.

Creo que...
con mi religión me alcanza.

Algunas personas religiosas se resisten a iniciar una terapia porque piensan, entre otras cosas, que la terapia se opondrá a aquello en lo que creen. Un ejemplo de este supuesto enfrentamiento puede ser el acto de la confesión católica. Quienes la practican suelen pensar: "¿Para qué voy a ir a hablar con un psicólogo si ya me confieso con mi sacerdote?". La respuesta es que los abordajes de uno y de otro son totalmente distintos.

Primero y principal: la terapia no entrará en contradicción con la fe del paciente porque no se contrapone a ella. Por definición, justamente, la terapia hace todo lo contrario. Su principio ético rector es vehiculizar el anhelo del paciente: si lo que desea es confesarse con un sacerdote, seguir formando parte de su comunidad de fe, acercarse y comprometerse más profundamente con la religión de sus ancestros, incursionar en lo religioso por primera vez o incluso cambiar de religión, la terapia será un excelente complemento para lograrlo.

La terapia es una investigación constante sobre uno mismo, que no apela a ninguna instancia relacionada con el ámbito de lo divino. La psicología es una ciencia que permite prever, evaluar y sanar trastornos. Actúa en el plano terrenal y personal (psíquico, emocional, intuitivo, corporal y social); desde allí ayuda a encontrar maneras de solucionar los conflictos. La religión, que también se dedica a lo humano y lo terrenal, trasciende estos planos porque abarca, además, el vínculo con el creador supremo.

En la terapia no se cuestiona la fe: ningún psicólogo competente debe intervenir en las creencias de sus pacientes, ni para alterarlas, ni para cuestionarlas, ni para inducirlos a adoptar otras. Esto significa que no debe poner en juego sus propias creencias religiosas, si es que las tiene, a la hora de atender. Es más, debe informarse acerca de los principios y los valores de la religión profesada por los pacientes, incluso durante las sesiones y, si puede, fuera del consultorio también. Si una paciente, por ejemplo, debido a sus creencias cristianas, no acepta las relaciones sexuales prematrimoniales, el terapeuta no puede imponerle otra escala de valores. Si una madre judía, que durante años estuvo alejada de su fe, se plantea la decisión de circuncidar a su primer hijo para que este ingrese en la colectividad, el analista debe apoyarla en lo que decida. Si otro paciente quiere abrazar la fe islámica a la hora de casarse, también tiene que poder elaborarlo en sesión con total libertad.

Una persona puede sentirse más cómoda con un terapeuta que profese su misma religión, pero esto no significa que si el profesional es de otra comunidad la terapia será menos eficaz.

Si bien hay claras diferencias, es importante plantear que la terapia tiene puntos en común con la religión, a saber: representa un auxilio para el sujeto, lo invita a cuestionarse y a mejorar en forma concreta como persona, lo asiste tanto con lo que está como con lo que no está en sus manos, lo ayuda a sobrellevar grandes dolores y a convivir mejor con su entorno. Si podemos abrirnos y pensar que todo suma, entonces la terapia puede añadirse como un refuerzo a favor de la persona que profesa su fe.

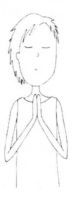

La terapia y la religión son compatibles.

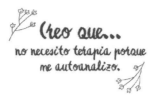

Muchas veces, la defensa del autoanálisis esconde una resistencia a la terapia. Sin embargo, esta ofrece herramientas de las que el autoanálisis carece.

En una terapia son necesarias, como mínimo, dos personas. En este sentido es comparable con el ámbito de la cirugía: aunque sea una eminencia, ningún cirujano puede operarse a sí mismo. Siempre debe recurrir a un colega. Del mismo modo, en la terapia debe existir un "otro", especializado, que guíe el trabajo analítico. En esa interacción se produce un fenómeno denominado *transferencia*, en el que el paciente proyecta sobre el terapeuta, como en una pantalla, los aspectos que necesita descifrar de sus relaciones con otros. De esta manera, el vínculo con el analista funciona como un puente que conduce al paciente al alivio.

Es común que a la gente le cueste pedir ayuda en el área psicológica, más que en otros campos de la salud. Al no ser visibles, las dolencias psíquicas se pueden negar, ocultar o relativizar. Pedir ayuda implica exponer la propia vulnerabilidad, y esto puede herir el amor propio.

Lo que sí suele ocurrir, y es positivo, es que los pacientes que se han analizado durante mucho tiempo usan posteriormente las herramientas internalizadas en la terapia. Esto no es un "autoanálisis" sino la aplicación de lo elaborado en el trabajo con el terapeuta.

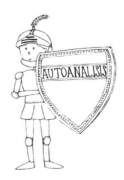

El autoanálisis es un escudo que oculta
nuestra necesidad de pedir ayuda a otros.

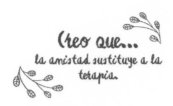

Creo que...
la amistad sustituye a la
terapia.

Tanto la relación de amistad como la terapéutica son tesoros maravillosos que nos brinda la vida. La ayuda de un buen amigo o la de un buen analista es invaluable. En ambos casos se comparte el relato de vivencias positivas y negativas en un marco de confianza. Se padecen y disfrutan muchas situaciones y sentimientos desde el afecto. Sin embargo, son vínculos muy distintos. Veamos algunas diferencias:

- La amistad es una relación que tiende a ser *simétrica*, porque el vínculo fluctúa entre las vivencias de ambos integrantes. La relación terapéutica, en cambio, es *asimétrica*, porque se centra solo y totalmente en uno de los dos. El análisis siempre gira en torno a las vivencias del paciente.

- El amigo aconseja. Además, se encuentra inmerso en nuestro entorno cotidiano y, por eso, puede tener intereses, tendencias y enfoques que pueden condicionarlo al momento de brindar su consejo. En cambio, el terapeuta no comparte ningún aspecto de la vida del paciente; por eso, tiene una perspectiva y una distancia con las que elude fácilmente apreciaciones subjetivas.

- El terapeuta posee un título habilitante; se capacita permanentemente y de distintas maneras para cumplir su función, y a su vez se ha analizado como parte de su recorrido profesional. Posee un entrenamiento especial para escuchar y utiliza herramientas para elaborar los conflictos del paciente.

- El terapeuta es un profesional que presta un servicio. Por eso aparecen los honorarios. Cuando la atención es gratuita –porque la terapia se desarrolla en un ámbito estatal– la retribución para el profesional se traduce en adquisición de experiencia, formación, pertenencia o prestigio. En cambio, en una amistad bien entendida, el factor económico es inexistente o solo aparece como ayuda mutua en caso de necesidad.

- La terapia es un ámbito laboral en el que se analizan la historia y los conflictos de los pacientes con objetivos determinados. Todo el material que aparezca, incluso en los momentos de distensión, es útil para ayudar al avance en el análisis. La amistad, en cambio, no se desarrolla como un trabajo. En ella existe la diversión *per se*, la socialización, la coincidencia (parcial o total) de valores y el sostén emocional desde otro lugar.

- La terapia se basa en lo verbal o, a veces, en actividades corporales o escenificaciones pautadas por consignas concretas. Estas dependerán del enfoque terapéutico que se adopte. La amistad, en cambio, además de lo verbal puede incluir cualquier tipo de actividad (pautada o no) en cualquier área: realizar viajes, asistir a eventos, compartir un deporte o un ámbito de estudio, celebrar fechas importantes, etcétera.

- Para que una terapia exista, tienen que pautarse sesiones (encuentros personales, en un sitio previamente acordado, o virtuales) con una duración estipulada, una continuidad y un ritmo que permitan elaborar un conflicto. En cambio, la amistad no está atada al tiempo ni al espacio.

Ahora, veamos las coincidencias. En primer lugar, tanto la amistad como la terapia pueden retomarse en cualquier momento y espacio, manteniendo intacto el vínculo. Dos amigos pueden pasar años sin verse y un paciente puede retomar su terapia después de mucho tiempo, abordando otras problemáticas.

Otra excelente coincidencia: tanto la amistad como la terapia son saludablemente expansivas. La amistad suele colarse en otros vínculos: hay momentos en que dos hermanos, una madre con su hija, socios o colegas laborales pueden funcionar, entre sí, como amigos. A la vez, el efecto terapéutico también suele colarse en otros vínculos o situaciones puntuales, entre familiares, amigos o colegas.

Amistad y terapia son dos vínculos maravillosos con semejanzas y diferencias. En ambos se comparte el camino de la vida y se potencian nuestras aptitudes. Con ambas puede auxiliarse al otro en situaciones extremas. Una buena amistad es terapéutica y una buena terapia se desarrolla en una atmósfera amistosa.

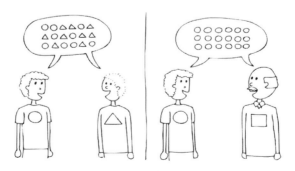

Amistad y terapia: dos reciprocidades muy distintas.

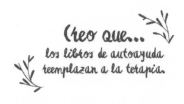

Creo que...
los libros de autoayuda
reemplazan a la terapia.

Todo lo que pueda ayudar será bienvenido y cada cual es libre de leer lo que quiera. Existen, además, distintos caminos para arribar a una misma meta.

Ahora bien, si los libros de autoayuda funcionaran como una terapia, si su mensaje fuera suficiente para resolver los problemas de los pacientes, entonces estarían vacíos los consultorios psicológicos. Del mismo modo, si la lectura de textos de estudio alcanzara para adquirir conocimientos, dejarían de existir las escuelas y las universidades. Sin embargo, no es así. ¿Por qué?

Empecemos por preguntarnos qué es un libro de autoayuda. Se trata de una obra que busca ejercer un efecto terapéutico en el lector mediante su sola lectura. El texto incluye explicaciones, ilustraciones, instrucciones, mensajes emotivos y recomendaciones. Un buen libro de autoayuda nos brinda un pantallazo general y es válido como primera aproximación a un tema específico. Puede ser muy útil pero no por eso deja de ser complementario, ya que, por interesante que sea su contenido, no reemplaza el trabajo terapéutico entre psicólogo y paciente.

En el campo de la jurisprudencia, cuando una persona tiene un conflicto legal no se compra el Código Civil, sino que consulta a un abogado. Más allá de estar estipulado por ley, el sistema funciona así porque se necesita un intermediario entre la legislación impersonal y cada caso puntual. Los juicios no serían necesarios si alcanzara con el texto escrito. Para su aplicación, la ley debe adaptarse concretamente a cada situación particular; esa es, precisamente, la función de los abogados.

Del mismo modo, es la tarea del terapeuta mediar entre las teorías psicológicas y cada paciente en su singularidad. Con el nombre de "teorías psicológicas" nos referimos a desarrollos científicos en la disciplina. El libro de autoayuda no siempre es un desarrollo científico. La condición de estar impreso, de ser *best seller* o de haber tenido mucha difusión no le confiere *per se* categoría científica. Puede ser que alguien alegue que no importa el grado de cientificidad de un texto, siempre y cuando le sirva. Es cierto que muchas teorías que hoy son consideradas científicas no lo fueron en un principio, y tardaron un tiempo en ser aceptadas. Hoy podemos decir que un libro de autoayuda puede servir para una determinada persona y ser nefasto para otra; puede ser útil para un determinado momento vital pero no para otro. Incluso puede acentuar ciertas actitudes que, a la larga, nos perjudican: por ejemplo, si leo que "no es conveniente relacionarse con personas negativas", esto acentúa en mí una actitud individualista que daña mi sociabilidad y elimina la solidaridad con el prójimo. A una persona muy egocéntrica, un mensaje como ese le sirve como anillo al dedo para justificar y acentuar su egoísmo. En cambio, alguien que vive una situación conflictiva y además tiene problemas de autoestima puede temer el rechazo de los demás porque podrían decirle que "tiene mala onda". Por eso es tan importante que, al leer un libro de autoayuda, el lector utilice su libre pensamiento para detectar críticamente de qué modo y hasta qué punto le sirve su mensaje.

En el ámbito psicológico no hay dos pacientes iguales. Por eso, la terapia, a diferencia del libro de autoayuda, respeta esta singularidad amoldándose al momento y a las inquietudes de cada paciente.

Por otra parte, la lectura es un proceso en el que el lector se enfrenta solo ante el texto: intenta interpretar lo que ese texto quiere decir, pero no tiene una devolución que le confirme que lo que ha interpretado es lo que el autor quiso expresar. En cambio, en la terapia hay un diálogo permanente en el que se intercambian opiniones y sensaciones, interpretándolas y reelaborándolas a la luz de la situación particular del paciente.

Además, y esto es fundamental, hay una energía especial que se activa únicamente en un marco terapéutico. El vínculo (ya sea presencial o virtual) despliega una serie de procesos que conducen a la superación de los conflictos. Puede suceder que un individuo comprenda cuál es su problema psicológico, e incluso intuya sus causas y soluciones. Aún entonces, lo que le falta es la fuerza y el rumbo para sanar. La intervención del terapeuta permite asistirlo en forma personalizada en el camino de la cura.

Por último, la regularidad de las sesiones compromete al paciente no solo con el terapeuta sino también consigo mismo: es un tiempo exclusivamente dedicado a pensarse, escucharse, elaborar su situación y buscar su verdad.

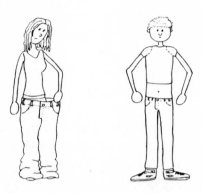

Para ser eficaz, la terapia debe funcionar como un traje hecho a medida.

Creo que...
en internet encontraré las
respuestas.

Internet es el medio de acceso más igualitario y democrático a todo tipo de conocimiento. Cualquier persona puede recabar información cuantas veces desee y luego compartirla. Internet no juzga, no se burla, no se impacienta, no se enoja con nosotros y está siempre disponible. Además, cumple una función social como espacio para denuncias, convocatorias y redes de comunicación.

Por eso, el acceso a Internet nos puede hacer creer que el conocimiento que adquirimos allí es suficiente. Por ejemplo, puedo aprender de memoria el mapa de Berlín, mirar filmaciones, meterme en todos sus museos virtualmente y decir que conozco Berlín. De hecho, estas herramientas son maravillosas para conocer un lugar cuando hay una imposibilidad de viajar por problemas económicos, laborales o de salud. Sin embargo, no sustituyen la experiencia de haber estado allí, pues lo que define un lugar es lo que nosotros vivimos en él.

Por otro lado, como cualquiera puede subir información a Internet, su confiabilidad es dudosa; el gran problema para el usuario es poder filtrar y discernir qué es acertado y qué no. Además, Internet nos va a ofrecer aquello que buscamos, pero no necesariamente lo que nos hace falta. Como la búsqueda muchas veces es azarosa, podemos pasar por alto información que podría ayudarnos y a la que no accederemos, por desconocimiento. No basta con *buscar*: hay que *aprender a buscar,* de acuerdo con lo que necesitamos. Un terapeuta nos podrá brindar esa información que ignoramos y que nos puede conducir a la cura.

En tercer lugar, Internet nos puede aproximar al resultado que buscamos, pero no ofrecernos una solución. En el caso de los problemas psicológicos, podríamos arribar a un diagnóstico, pero no a un tratamiento. Si yo googleo qué es un ataque de pánico, por ejemplo, van a aparecer muchas definiciones y encontraremos sugerencias para tratarlo, como relajarse, respirar hondo, detener ideas negativas, etcétera. Pero estas aparentes soluciones al problema son insuficientes por un sencillo motivo: porque desconocemos las causas del ataque de pánico, que en cada persona son diferentes. Internet no nos brindará ni la causa ni la solución, porque cada ser humano tiene una historia de vida singular y la sanación debe ajustarse a cada persona como un guante a medida.

Otra característica de Internet es que, por su sistema de funcionamiento, tiende a ofrecernos siempre resultados basados en solo un camino de búsqueda, dejando de lado muchos otros. Por ejemplo, si busco datos sobre el cubismo seguramente encontraré mucha información sobre Picasso, que fue uno de los creadores de este movimiento artístico, pero tal vez no tanta sobre cómo se manifestó el cubismo en Latinoamérica. Es decir, que el resultado inicial de la búsqueda estará acotado.

Otro problema es la repetición de la información: a veces ocurre que, de todos los resultados que arroja una búsqueda, la gran mayoría ofrece los mismos contenidos "copiados y pegados" de otras páginas, como Wikipedia. Esto nos restringe el acceso a otras fuentes más completas y a información más variada.

Asimismo, Internet brinda un exceso de información que suele mezclar datos irrelevantes con otros importantes. Esto hace que quien busca, muchas veces no logre dar con lo que necesita porque se encuentra "escondido" detrás de información superflua.

Por último, no se puede establecer una relación con Internet ni con la información que nos ofrece. En cambio, en la terapia, el paciente establece un vínculo que posibilita la cura analítica. La función del analista en el proceso terapéutico es irreemplazable.

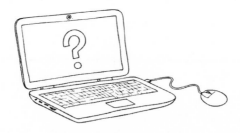

Internet puede brindarnos información para un diagnóstico,
pero no puede personalizarla para un tratamiento.

Yo no creo en la psicología.

El éxito de un tratamiento psicológico no se basa en "creer" en la psicoterapia porque la psicología no se basa en la fe: es una ciencia y, como tal, tiene un objeto de estudio y un método para abordarlo. Se nutre de la escucha y es una disciplina relativamente joven, cuyos principios se amplían, profundizan y actualizan día a día, también a través de nuevas ramificaciones.

Los problemas físicos con síntomas dolorosos suelen ser ineludibles. No podemos obviar un fuerte dolor de muelas: recurrimos a un profesional sin dudar sabiendo, además, que la solución traerá alivio. Cuando se trata de enfermedades ocultas, sin síntomas, que se descubren a partir de estudios de rutina (como por ejemplo, ciertos tipos de diabetes), el pedido de ayuda profesional no es inmediato y a veces genera resistencia. Racionalmente asumimos que necesitamos esa ayuda; pero emocionalmente sentimos una mezcla de sorpresa e incredulidad por el hallazgo de la dolencia y la necesidad de su tratamiento.

Cuando la ayuda que se necesita es psicológica, la resistencia suele ser la más fuerte de todas. Las dolencias psíquicas son invisibles y pueden, por lo tanto, ser silenciadas o enmascaradas durante años; por ejemplo, alguien puede afirmar que no viaja por problemas económicos o laborales, cuando en realidad no lo hace porque tiene miedo de subirse a un avión. De esta forma, puede postergar o evadir la consulta.

Al mismo tiempo, como las soluciones terapéuticas se basan en la palabra, es frecuente que aparezcan prejuicios y escepticismo. Muchas críticas hacia la eficacia de la psicología esconden, en verdad, un profundo desconocimiento y diversos temores: descubrir que lo que padecemos es grave, no ser capaces de pedir ayuda, la vergüenza de admitir un trastorno, contar nuestras intimidades a un extraño, descubrir verdades incómodas, dudar sobre el desempeño del profesional, ser juzgados o manipulados por este, generar un vínculo de dependencia. Todos estos temores están enmascarados por la frase "yo no creo en la psicología".

En los últimos años se ha desarrollado una línea de pensamiento que, paradójicamente, le quita peso e importancia al poder de la mente, y en cambio invita a "dejar de pensar", "acallar la mente" y otras actitudes por el estilo, como si el hecho de pensar en lo que nos pasa fuese perjudicial. Desde este punto de vista, se ve a la psicoterapia como un obstáculo, como un intento de limitar la mente y "dirigir los pensamientos".

Por eso, empezar y sostener un tratamiento psicológico supone haber afrontado y vencido todos estos prejuicios con valentía, lo cual implica un gran mérito personal. Ni hablar de los que vuelven a consultar luego de una mala experiencia terapéutica: en esos casos, el mérito es doble. La decisión de iniciar una terapia es, entonces, "quitarse la máscara" que impide ver los beneficios que brinda el tratamiento.

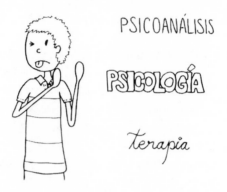

Muchas veces, nuestros prejuicios nos alejan de aquello que nos puede ayudar.

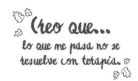

Creo que...
lo que me pasa no se resuelve con terapia.

Hay personas que piensan que sus conflictos no son tan graves como para recurrir a una terapia. Es importante que sepan que en un análisis puede procesarse todo tipo de conflictos, aunque estos parezcan irrelevantes o poco urgentes. Un problema no resuelto puede compararse con una bola de nieve que, si no se frena, aumenta de tamaño y, con el tiempo, genera un "efecto dominó" y repercute negativamente en otros ámbitos de la vida. Por ejemplo, una timidez traumática no tratada en el período escolar puede posteriormente derivar en una inhibición grave en el ámbito laboral.

Están los que consideran que su sufrimiento proviene enteramente del entorno (las circunstancias o las actitudes de los demás) y que, por lo tanto, ellos nada pueden hacer al respecto. Es fundamental destacar que siempre podemos, con ayuda de la terapia, mejorar nuestra actitud ante las influencias externas; esto confluye hacia una mejor y más pronta resolución de nuestros problemas.

También están los que sienten una angustia generalizada pero no saben definir sus causas; creen que para empezar una terapia hay que tener un problema bien definido, es decir, un claro motivo de consulta como, por ejemplo, una separación. Nada más alejado de la realidad: las personas que se acercan diciendo que no saben lo que les sucede suelen tener un excelente pronóstico en el tratamiento, debido a la apertura mental con la que llegan a la primera entrevista. Las sesiones servirán para detectar, progresivamente, las causas del estado anímico y luego elaborarlas.

Otro grupo lo constituyen aquellas personas que consideran su sufrimiento tan grande y tan intenso que ningún tratamiento puede aliviarlo: por ejemplo, quienes han sufrido la pérdida traumática de un hijo. Aun en situaciones tan extremas, la terapia brinda alivio pues ayuda a tramitar todos los sentimientos relacionados y, además, acompaña y contiene al paciente en su dolor. Es claro que el análisis no va a lograr que quien ha perdido un hijo deje de extrañarlo, pero sí contribuirá a que esa madre o ese padre transite el duelo y comprenda que el vínculo no se detiene con la muerte: la relación con el recuerdo de su hijo es dinámica y estará presente durante el resto de su vida.

Por lo tanto, salvo que estemos negados a recibir ayuda, la terapia siempre es una herramienta que puede aportarnos un profundo enriquecimiento.

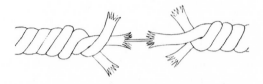

Lo que no se resuelve, se repite y se agrava.

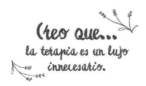

Creo que...
la terapia es un lujo
innecesario.

Es frecuente pensar que la psicoterapia es un gasto, un lujo que solo pueden darse quienes tienen dinero; algo totalmente prescindible que está en el último lugar de nuestra lista de prioridades.

Todos sabemos que a nivel orgánico hay que realizarse chequeos regularmente. Somos conscientes de la existencia de enfermedades ocultas, repentinas o crónicas, y entendemos que necesitan tratamiento. Por eso nos sentimos protegidos cuando accedemos a los beneficios de una cobertura médica. Sin embargo, cuando se trata de problemas emocionales, estos suelen quedar relegados a pesar de que las obras sociales también ofrecen tratamientos psicoterapéuticos.

Cuerpo y mente forman una unidad indivisible. Todo lo que nos sucede a nivel corporal incide en lo psicológico, y todo lo que nos ocurre a nivel psicológico repercute en lo corporal. Por lo tanto, cuidar nuestra salud psíquica es igual de importante que cuidar lo orgánico. Esto refuta la creencia popular que considera a la terapia un lujo innecesario. Lo cierto es que sirve para cualquier segmento social o económico; ocuparnos del área afectiva es tan importante como realizarnos un análisis de sangre.

Otra de las razones por las cuales la terapia no es un gasto sino una inversión es el acceso al autoconocimiento. Nadie dudaría en inscribirse en una institución educativa si desea aprender un tema que desconoce o sobre el que sabe poco, y no lo consideraría un gasto superfluo. En el aprendizaje adquirimos herramientas que nos sirven para, luego, poder desempeñarnos en esa disciplina que elegimos. ¿Por qué, entonces, no podemos abordar de la misma manera nuestro autoconocimiento, para optimizar nuestra relación con nosotros mismos y con el mundo?

Además, una inversión hecha a tiempo nos ahorra gastos posteriores que podrían evitarse: alguien que se analiza está más fuerte para afrontar situaciones límite y atenuar sus consecuencias. La prevención siempre es una forma de ahorro, tanto en dinero como en preocupaciones.

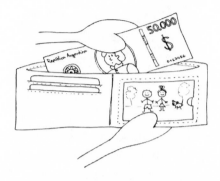

Lo que no se invierte en prevenir o solucionar
multiplica los gastos en el futuro.

Creo que...
una terapia es tiempo perdido.

Muchas veces, el motivo para no empezar una terapia es la creencia de que será un proceso lento, tedioso y poco práctico. Se opta, ansiosamente, por una solución más inmediata, como por ejemplo obtener una medicación a través de una consulta psiquiátrica. La intención es resolver el problema lo antes posible y sin esfuerzo. Pero lo más rápido y lo más fácil no siempre es lo mejor. Otro motivo en contra de iniciar una terapia es que nunca se sabe con certeza cuánto durará; quienes buscan plazos concretos y fechas de finalización se encuentran, en cambio, con la angustia que les produce la incertidumbre.

Sin embargo, aunque no lo parezca, la terapia es un "acelerador de procesos", y como tal, nos ahorra tiempo; por ejemplo, ante una crisis vocacional, contribuye a que la persona descubra con más lucidez lo que desea hacer con su vida. El autoconocimiento agiliza nuestra capacidad de reaccionar proactivamente ante lo que nos sucede. También nos libera de sufrimientos inútiles que obstaculizan nuestros avances y nos permite conocer mejor a aquellos que nos rodean para, de esa forma, no caer en falsas expectativas. Todo esto representa una ganancia de tiempo para dedicarlo a otras cosas. Podríamos compararlo con el mantenimiento de una casa: el tiempo que le dedicamos contribuye a que, ante una situación límite, no haya problemas anteriores sin resolver que compliquen aún más la solución.

Por último, es importante saber que toda terapia tiene momentos placenteros que nos ayudan a disfrutar de nuestro recorrido. Podemos compararlo con un viaje: quienes están pendientes de llegar se pierden la oportunidad de contemplar y disfrutar la belleza del camino; viven una experiencia incompleta. El tiempo dedicado a la terapia, entonces, es valioso dure lo que dure, porque el objetivo no es solamente "llegar" a la cura sino aprender a conocernos durante el trayecto hasta allí.

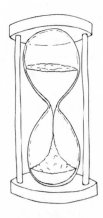

Aunque parezca que el tratamiento lleva demasiado tiempo,
en realidad la terapia es un acelerador de procesos.

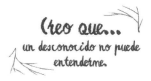

Creo que...
un desconocido no puede
entenderme.

Hay varios factores que posibilitan la comprensión entre dos personas desconocidas, ya sea que se encuentren de manera presencial o virtual:

- La **simpatía**, en física, es la vibración que un cuerpo produce en otro. En un vínculo terapéutico, la simpatía es la mutua percepción de que se está "en la misma sintonía". Este elemento es muy importante, pero no manejable desde la voluntad. Existe o no existe; no se puede forzar. La terapia es como el baile: fluye mejor si la otra persona nos cae bien.

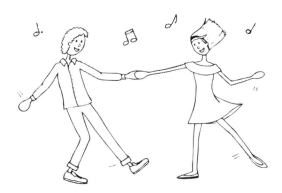

Así como dos personas que no se conocen pueden bailar juntas armoniosamente, el desconocimiento entre analista y paciente no impide que se genere el vínculo cuando hay afinidad.

- La **empatía** es algo más profundo que la simpatía. Es la capacidad cognitiva y emocional de percibir al otro poniéndose en su lugar. Hay personas que tienen esta actitud en forma espontánea y otras que carecen totalmente de ella. Es importante saber que la empatía sí puede ser ejercitada, entrenada y desarrollada, y que es una de las capacidades fundamentales que un terapeuta debe tener y aplicar.

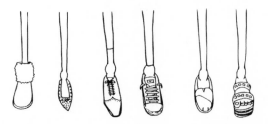

"Camina un rato con mis zapatos." (Proverbio indio)

- El factor más importante es el **lenguaje** verbal y corporal, que puede superar una enormidad de abismos. Con un idioma en común, dos personas logran entenderse de inmediato aunque provengan de continentes distintos con diversas tradiciones, culturas y cosmovisiones.

En la terapia sucede algo aún mejor: por desconocidos que sean el terapeuta y el paciente, el primero tiene la escucha entrenada para entender, desde el inicio, el lenguaje del segundo. El área física es muy importante porque el cuerpo también habla. El terapeuta, entonces, atraviesa las barreras idiomáticas o culturales y además descifra las particularidades del lenguaje, único y diferente, de cada paciente.

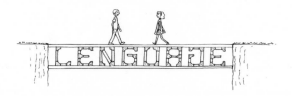

El terapeuta y el paciente se encuentran en un lenguaje en común.

- Otro elemento clave es la **identificación**: se produce cuando un sujeto incorpora un aspecto, una conducta o un atributo de otra persona. Existen varios tipos de identificación; el paciente, a lo largo de su historia personal, se va identificando con varias personas de su entorno que funcionan como referentes (padres, profesores, etcétera). En la terapia se recorren estas identificaciones históricas.

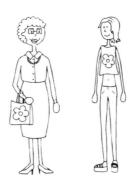

Todos construimos nuestra manera de ser a partir de identificaciones con las personas que nos rodean.

Por último, entran en juego simultáneamente el deseo del analista de escuchar y el deseo del paciente de ser escuchado, de tal forma que este siempre se va a dar cuenta si el terapeuta está interesado en su discurso, más allá de sus conocimientos y experiencia.

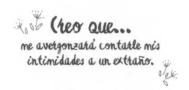

Creo que...
me avergonzará contarle mis
intimidades a un extraño.

Para empezar, lo desconocido siempre dispara en nosotros un estado de alerta. Pero, además, sentir vergüenza de contarle nuestras intimidades a un extraño es absolutamente lógico. La desconfianza, el pudor, la ansiedad y el temor son sensaciones normales que surgen al comienzo de toda terapia, inclusive para los terapeutas mismos cuando, desde el lugar de pacientes, inician un tratamiento con un colega. Sin embargo, es fundamental señalar que ese ser extraño pronto dejará de serlo debido a su especial entrenamiento en el arte de escuchar. Se trata de un tipo de escucha totalmente diferente a la que empleamos en nuestra vida cotidiana. Al mismo tiempo, el profesional tiene la experiencia necesaria para oír todo tipo de relatos. De manera tal que lo que a nosotros nos resulta vergonzante será evaluado con una mirada profesional semejante a la del médico cuando nos toma la presión.

No obstante, es llamativo el pudor que sentimos a la hora de contar ciertas verdades que consideramos inconfesables; cosa que no nos ocurre generalmente ante un médico especialista en cuestiones orgánicas. Esto es porque sentimos que nuestro cuerpo tiene autonomía de funcionamiento. Creemos que lo que le sucede a nuestro físico no depende únicamente de nuestra voluntad. En cambio, en las dolencias psíquicas, nos sentimos más involucrados y emocionalmente responsables de nuestros actos. Entonces, más allá del dolor o de la desesperación, nuestra situación vivencial suele generarnos ciertas culpas. Y ahí llegamos a un fenómeno universal: todo ser humano tiene que vencer una barrera para llegar a admitir errores, fracasos, torpezas y vulnerabilidades.

A veces no es la culpa lo que nos impide hablar sobre nuestros problemas; es otro tipo de vergüenza, que surge porque los consideramos ridículos y desconcertantes. También nos resultan inconfesables, pero ya no desde lo moral, sino por lo absurdos que nos parecen. Los trastornos obsesivos compulsivos entran en esta categoría: tener que revisar ocho veces si una llave de gas está cerrada es un claro ejemplo. Generalmente la sensación predominante es la humillación.

En este punto es imprescindible detenernos para destacar que los analistas no son jueces: no califican los actos de los pacientes desde lo moral. Tampoco condenan ni reprueban los sucesos en los que el paciente se encuentra inmerso. La idea no es sentenciar éticamente, sino esclarecer por qué ocurre lo que ocurre.

Todos tenemos huellas digitales que se asemejan. Pero también sabemos que cada individuo tiene su huella digital propia, única e irrepetible. Con los trastornos psíquicos pasa lo mismo: presentan aspectos similares a los de otras personas y también características propias, únicas e irrepetibles de cada uno. Y esa personalización en el abordaje de las alteraciones es lo que precisamente nos brinda la terapia. Un buen terapeuta podrá asistirnos en ambos aspectos: tanto en aquello que nos acerca como en aquello que nos aleja de los demás.

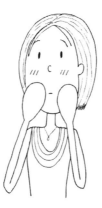

Lo que a nosotros nos resulta vergonzante
no va a ser juzgado ni criticado por el analista.

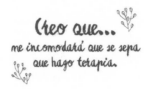

Creo que...
me incomodará que se sepa
que hago terapia.

Este tema es muy personal. Nadie está obligado a decir que hace terapia. Si lo dice, no tiene por qué contar el contenido de sus sesiones. Y si lo cuenta, puede seleccionar a quién contárselo y a quién no. Y si comenta una parte, no tiene por qué comentar lo demás.

Dentro del consultorio, si en medio de la sesión suena el celular del paciente y este debe atender, no necesariamente debe decir dónde está ni qué está haciendo en ese momento. Hay quienes advierten "estoy en terapia" y están los que dicen "ahora no puedo hablar" o "estoy en reunión" o "después te llamo".

Fuera del consultorio existen todo tipo de reacciones. Están aquellos que le relatan el contenido de sus sesiones a un familiar, o a todos; están los que lo comparten solo con su pareja, los que lo hacen con un amigo en especial o con varios. Esto también varía según la temática de las sesiones y su evolución. Hay períodos en los que el paciente se vuelve hermético porque no quiere que determinada información se divulgue (por ejemplo, un secreto familiar). También ese hermetismo se puede trasladar a determinados ámbitos, por ejemplo, el laboral, por temor a que repercuta negativamente en su imagen.

Nos incomoda la idea de que otros sepan que hacemos terapia porque creemos en el mito de que quienes lo hacen "tienen problemas". Lo cierto es que todos "tenemos problemas", y quienes hacen terapia simplemente se ocupan de solucionarlos por ese medio.

Existen círculos en los que hablar de la terapia es un tema frecuente de conversación. Generalmente están relacionados con las ciencias humanísticas. Por ejemplo, los estudiantes universitarios de Psicología comparten lo que van viendo en terapia en forma cotidiana entre sus compañeros. En estos casos el analista funciona también como maestro, es decir, como un modelo a seguir y un referente de la línea teórica con la cual uno se identifica como para desempeñarse en el futuro. Por eso la elección del analista constituye una búsqueda de vital importancia que puede llevar su tiempo e implicar inclusive cambios sucesivos de terapeutas. Vemos así que los estudiantes de Psicología hacen terapia más allá de los problemas puntuales que tengan: para ellos es un deber, porque no se puede ocupar el lugar de analista si uno no se analizó antes. Así, el análisis se convierte en una especie de carrera paralela a la universitaria, un camino complementario de formación tan importante como asistir a la facultad. Aquí se produce el fenómeno exactamente inverso al de la vergüenza: haberse analizado con determinado analista es mencionado con el mismo orgullo y gratitud con el que un escritor menciona al profesor que le enseñó los secretos de la narración. Hasta es un dato que se incluye en el currículum.

Todo esto se enlaza directamente con otro aspecto: el de la recomendación, que sucede no solo entre los estudiantes y los psicólogos, sino también entre pacientes que no se dedican a la psicología. El profesional se siente complacido por el reconocimiento, la gratitud y el cariño que implica esta actitud.

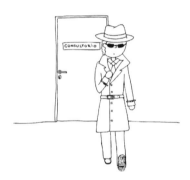

No hay por qué ocultar que hacemos terapia, pero tampoco es obligatorio decirlo.

CAPÍTULO 3: QUIERO SABER

Quiero saber...
si la psicología es una ciencia.

Antes de plantear si la psicología es o no una ciencia, comencemos por definirla. La palabra "psicología" viene del latín *psyche* que, a su vez, deriva del griego ψυχή : significa "alma", "actividad mental". *Logos* significa "estudio, tratado". La psicología, entonces, es la ciencia que se dedica a estudiar la actividad psíquica y la conducta del ser humano en relación con su medio ambiente y su historia.

Psicología es una carrera universitaria que en la Argentina dura cinco años; una vez transcurridos, permite obtener el título de Licenciado en Psicología. Este título habilita al profesional para ejercer la disciplina dentro de un marco legal.

Para que una disciplina sea considerada ciencia debe tener dos elementos: un objeto de estudio y un método fidedigno para investigarlo.

El objeto de estudio señala qué queremos explorar. Siempre se trata de un conjunto de fenómenos. En psicología se estudia el conjunto de fenómenos psicológicos saludables y patológicos para poder prevenir y sanar trastornos y disfunciones.

El método de investigación indica cómo abordar ese objeto. En psicología este método se basa en la escucha, la observación y la implementación de consignas, técnicas corporales y test.

Dentro de esta generalidad, la psicología ofrece una amplia gama de corrientes teóricas desarrolladas por diferentes escuelas. Algunas, incluso, rivalizan entre sí. Cada corriente tiene una mirada propia del objeto de estudio, y además se interesa por ciertos aspectos de este. Por ejemplo, una taza puede ser al mismo tiempo una obra de arte, un testimonio antropológico o simplemente un objeto de uso cotidiano. Además, según cuál de estas "definiciones" consideremos, podemos enfocar nuestro interés en el material con que está hecha, en la forma del asa, en el volumen de líquido que contiene, etcétera. Del mismo modo, en el caso de los fenómenos psicológicos, estos pueden definirse de manera diferente en cada escuela, jerarquizando determinados aspectos específicos. Por ejemplo, Anna Freud estudió los mecanismos de defensa; la escuela de Piaget se enfocó en el aprendizaje y sus etapas evolutivas, y Melanie Klein investigó sobre la psiquis de los bebés y niños pequeños. Según estas peculiaridades, cada corriente psicológica desarrolla técnicas propias y cada psicólogo elegirá la orientación para desarrollar su tarea, con mayor o menor apertura hacia las demás.

Puede parecer que cada orientación se aparta y aleja de las demás para seguir su recorrido independiente, como si fueran ramas de un árbol que apuntan en distintas direcciones. Sin embargo, todas las ramas provienen de un tronco común y de las mismas raíces, y, finalmente, se unen en el follaje del árbol. Del mismo modo, las escuelas psicológicas, aunque a veces rivalicen entre sí, integran sus aportes contribuyendo a enriquecer el conocimiento sobre el ser humano.

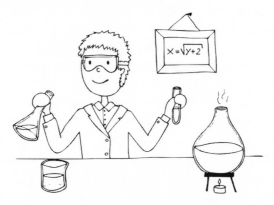

Toda ciencia debe tener un objeto de estudio y un método para investigarlo.

Quiero saber...
cómo se investiga en psicología.

Recorramos el camino que se transita durante el proceso de investigación psicológica, con ejemplos para cada paso.

1- En primer lugar, **elegimos** un fenómeno psicológico: por ejemplo, la tristeza. Pensamos en la relación entre tristeza y llanto, y **formulamos una hipótesis**: "La tristeza es una emoción que se manifiesta a través del llanto".

2- El paso siguiente es la **observación práctica**. Realizamos entrevistas (a veces acompañadas de test) a personas que están padeciendo situaciones dolorosas, como un duelo, una separación, una quiebra económica, etcétera. La rama de la psicología que se dedica a hacer esas encuestas e investigaciones de campo, y a cuantificar sus resultados, es la *psicometría*. Vemos que la mayoría de esas personas lloran mientras relatan su sufrimiento, pero también constatamos que no todas lo hacen. Es decir, que el llanto no siempre aparece como manifestación de la tristeza.

3- Volvemos al campo teórico, vemos que nuestra hipótesis es inexacta y la **reformulamos** diciendo que "La tristeza es una emoción que *puede* manifestarse a través del llanto".

4- Retornamos a la práctica para ampliar esta nueva hipótesis y seguimos investigando acerca de la tristeza. Encontramos que, ante circunstancias dolorosas, hay otras reacciones posibles: enojo, alegría exagerada, acción proactiva, refugio excesivo en el trabajo, negación, aceleración, etcétera. También descubrimos que hay quienes siguen tristes por hechos ocurridos muchos años atrás, como si hubieran sucedido ayer, y los diferenciamos de aquellos que sienten una tristeza transitoria. Asimismo, encontramos personas con motivos concretos y otras sin razones aparentes para sentir tristeza.

Por otro lado, profundizamos nuestro sondeo acerca del llanto y obtenemos nuevos resultados: existe el llanto por alegría, por risa, por rabia, por dolores físicos, el llanto para manipular a otros, el llanto como actuación para interpretar un personaje. Además, se puede lagrimear por motivos fisiológicos: por un cuerpo extraño en el ojo, por picar una cebolla, durante un bostezo o por problemas en las glándulas lagrimales.

5- Con todo este bagaje, volvemos al plano teórico y vemos que, a esta altura, nuestra hipótesis tiene que ser modificada completamente: no toda caída de lágrimas constituye un llanto emocional y no toda tristeza se manifiesta a través del llanto. El llanto es una de muchas posibles expresiones de la tristeza.

Podemos, entonces, elaborar un cuestionario que posteriormente aplicaremos a un grupo de personas. Esta herramienta nos permitirá establecer una escala de los diversos grados y modos en que se manifiesta la tristeza.

Decidimos, además, que es mejor reemplazar la palabra "tristeza" por un concepto científico como, por ejemplo, *depresión*. Y podemos así definir la depresión y clasificarla según sus características (baja autoestima, desesperanza, falta de entusiasmo, etcétera), su duración y su intensidad. Estas variables surgen de los resultados que obtenemos al aplicar el cuestionario elaborado previamente.

6- El paso siguiente es profundizar y **demostrar** el conjunto de conceptos creados en el paso anterior. Las clasificaciones que elaboramos nos servirán para orientarnos con mayor precisión al momento de analizar la presencia o ausencia de depresión en los pacientes.

7- Con este mismo sistema, podemos explicar otras emociones que lleven a la creación de otros conceptos. Los resultados obtenidos permiten construir los **fundamentos** de la teoría. Estos principios van a conectarse entre sí, creando un circuito que está en permanente evolución superadora.

8- Por último, el psicólogo, en su práctica profesional, realiza la **instrumentación** de la teoría utilizando las herramientas –cuya eficacia ya fue demostrada en pasos anteriores– para efectuar el diagnóstico, el pronóstico y el tratamiento de los trastornos psicológicos.

Los pasos que describimos hasta aquí parten de un concepto y lo ponen a prueba en la práctica para verificarlo. Pero hay otros caminos: por ejemplo, partir del análisis de la experiencia clínica de atender a muchos pacientes y descubrir un denominador común a todos. Al compararlos y analizar cada caso se puede arribar a un concepto teórico que defina este patrón que encontramos. Por ejemplo, el concepto de "síndrome aniversario" de Anne Ancelin-Schützenberger (que a su vez se basó en la "reacción aniversario" estudiada por Joséphine Hilgard) fue elaborado a partir de la observación de conductas que se repetían en diversos pacientes, quienes manifestaban estados de extrema tristeza y fragilidad emocional al acercarse la fecha del aniversario de la muerte de un ser querido.

Como vemos, el método de investigación puede compararse con una espiral ascendente en continua elevación alrededor de un eje, que es el objeto de estudio. En cada giro de la espiral, la teoría se nutre de la práctica y viceversa.

TEORÍA	PRÁCTICA
1. Elección de un tema y formulación de hipótesis.	2. Observación y experimentación.
3. Reformulación de hipótesis.	4. Ampliación a través de nuevos resultados prácticos.
5. Conexión de nuevas conjeturas y conceptos	6. Demostración.
7. Conjunto de conceptos fundamentados.	8. Instrumentación.

Quiero saber...
qué es el psicoanálisis.

Sigmund Freud fue el creador del psicoanálisis y, como tal, el "padre" de muchas escuelas y corrientes. Descubrió la existencia del inconsciente y su influencia determinante en la conducta humana. Inventó la Asociación Libre como método para acceder al inconsciente e implementó por primera vez el uso del diván como ámbito para el desarrollo de la terapia. Fue también pionero en el reconocimiento y la investigación de la sexualidad infantil.

A partir de los descubrimientos de Freud, otros pensadores (Carl Jung, Jacques Lacan, Melanie Klein, Anne Ancelin-Schützenberger y muchos más) ampliaron y profundizaron estos conceptos. También desarrollaron técnicas que incorporan el cuerpo, como las dramatizaciones.

El objetivo de todo tratamiento psicoanalítico es hacer consciente lo inconsciente. Esto se logra a través de la escucha del discurso del paciente, quien, mediante la asociación libre, expresa todo lo que pasa por su mente durante la sesión sin establecer filtro alguno. De este modo salen a la luz conflictos reprimidos a causa de traumas ocurridos en el pasado, muchas veces en la primera infancia. Por su parte el terapeuta presta atención tanto al relato de los hechos (es decir, al modo en que el paciente narra su historia), como a su contenido; Freud denominó este tipo de escucha "atención flotante". Además de la asociación libre, el psicoanálisis presta mucha atención al contenido de los sueños, los actos fallidos, los olvidos y los *lapsus linguae,* ya que estos permiten acceder a nuestro inconsciente.

El método de Freud fue revolucionario porque se alejó del esquema según el cual el paciente buscaba la verdad en el profesional, como ocurre en el ámbito de la medicina. Freud plantea que la verdad la tiene el paciente, dado que cada uno tiene su propia *realidad psíquica.* Dos personas que presentan el mismo tipo de fobia, a través de la terapia, pueden descubrir, con la asistencia del analista, que esa fobia proviene de motivos completamente diferentes. El terapeuta ejerce un rol que ya no es protagónico, sino de un acompañamiento activo del paciente en el camino que emprende hacia su autoconocimiento. Este concepto de realidad psíquica fue adoptado por muchas otras corrientes psicológicas que surgieron posteriormente.

Existió hasta no hace mucho tiempo la creencia de que cualquier persona que se psicoanalice como paciente y estudie la obra de Freud está en condiciones de ejercer como psicoanalista. Nada más ajeno a la verdad. El camino es la obtención del título habilitante de Licenciado en Psicología tras cursar los estudios universitarios. Sin el título, no se puede atender pacientes legalmente. Hay psicólogos y psiquiatras que atienden a sus pacientes desde el enfoque psicoanalítico porque, luego de obtener el título habilitante, se especializan en dicha corriente teórica.

Todo psicoanalista es un psicólogo, pero no todos los psicólogos se dedican al psicoanálisis. Hay muchas otras orientaciones que no se centran en el inconsciente. Cada una tiene su teoría y su práctica particulares. Pero lo dicho acerca del título habilitante también es válido para todas estas corrientes: primero hay que obtener el título de Psicólogo/a, luego se puede elegir el enfoque para atender pacientes. En Argentina, la Ley del Psicólogo (23.277) data del año 1985.

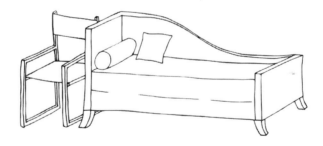

Freud plantea que la verdad siempre está en manos del paciente.

Quiero saber...
qué es la psicoterapia.

La psicoterapia es un camino de sanación cuyo instrumento fundamental es la palabra.

Es importante recordar que estamos determinados por el lenguaje desde antes de nacer: todos los deseos, los sentimientos, los proyectos y las expectativas que aparecen antes y durante el período de gestación van creando un sitio que ocuparemos en el momento del nacimiento. La elección de nuestro nombre, la razón por la que se elige ese y no otro, también va a concebir nuestra historia.

Cada palabra (y cada silencio) es un ladrillito que formará parte de una gran construcción que nos definirá durante toda nuestra vida. La psicoterapia cumplirá un rol fundamental en todos los casos en los que se produzcan trastornos o disfunciones que desestabilicen la solidez de ese "edificio" que nos identifica.

La palabra puede ser edificante o demoledora, puede acariciar o destrozar. Tiene una potencia decisiva, especialmente durante nuestra infancia, cuando se constituye la personalidad. Basta recordar la influencia que han tenido, para bien o para mal, ciertas frases pronunciadas por familiares o por profesores. Existen también citas de personajes célebres que hemos incorporado. Estos ejemplos dimensionan el impacto de la palabra en la historia personal y en la de la humanidad.

Además del impacto de la palabra en nuestra formación en el ámbito familiar, es importante su influencia en la cultura a la que pertenecemos. Cada idioma tiene una estructura de pensamiento y una manera propia de nombrar el mundo. Hay palabras intraducibles de un idioma a otro: por ejemplo, *saudade* en portugués. Además, un mismo concepto se nombra de manera diferente en cada lengua: por ejemplo, en alemán la palabra "deuda" coincide con la palabra "culpa". Cada idioma representa una cultura que es el marco en el que se desarrolla una persona.

En la Biblia judeocristiana se dice que "en el principio era el Verbo, y el Verbo era Dios". Cuando se menciona el "Verbo", se hace referencia a la palabra: es decir, que antes de crear el Universo, Dios expresó con palabras lo que deseaba plasmar en la realidad. Podemos usar esta cita bíblica para trazar una analogía con lo que deseamos crear en nuestra vida: tenemos que tener claro cuál es nuestro deseo, y la forma de lograrlo es poniéndolo en las palabras de nuestra lengua materna.

Por otro lado, podemos tener claro nuestro deseo pero debemos, además, distinguirlo y separarlo de aquello que no deseamos o no nos sirve. Por ejemplo, cuando vamos al supermercado y estamos apurados, debemos saber exactamente lo que buscamos y distinguirlo entre la variedad de productos exhibidos; de lo contrario, nos perderemos en la búsqueda.

Entonces, la palabra nos sirve tanto para definir y manifestar nuestro deseo como para distinguirlo de aquello que no deseamos o no necesitamos. En este proceso, podemos diseñar una "hoja de ruta" o bien podemos preferir hacer un recorrido más errático (como cuando vamos con tiempo al supermercado y nos dejamos tentar por lo que se ofrece allí). Sea cual sea la manera que elijamos, la psicoterapia nos ayuda: funciona como un organizador y acelerador de este proceso. Y si hay un trastorno que entorpece el proceso o impide su continuación, se puede disolver mediante la psicoterapia. También nos permite determinar límites (hacia afuera y a nosotros mismos), de manera de fortalecer nuestras defensas psíquicas, evitar riesgos innecesarios y prevenir otros trastornos.

Hay escuelas psicoterapéuticas en las que se trabaja con escenificaciones (Psicodrama, Psicoescenas, Constelaciones, etcétera). En ellas se teatralizan los conflictos para resolverlos. A simple vista podríamos pensar entonces que estas terapias involucran al cuerpo en contraposición a aquellas en las que el paciente "solamente" habla. Sin embargo, lo cierto es que en todas las terapias, más allá de la escuela a la que pertenezcan, se incluye al cuerpo, por la sencilla razón de que no existe una persona sin cuerpo. Somos una unidad, por lo cual la terapia va a abordar esa totalidad compuesta por cuerpo y mente, en la que coexisten emociones, intuiciones, etcétera. El cuerpo siempre está presente en nuestro relato y constituye la herramienta que nos permite hablar, gesticular, escribir, llorar y reír. Y esto funciona tanto en la sesión presencial como en la virtual. En tiempos de cuarentena, la terapia online demostró ser igualmente eficaz en tratamientos con escenificaciones o sin ellas, individuales, grupales, familiares o de pareja.

En toda terapia, entonces, la palabra, indisolublemente ligada al cuerpo, cumple un rol esencial porque, como dijo Jacques Lacan, nuestro inconsciente está estructurado como un lenguaje que el terapeuta nos ayuda a "traducir". Por medio de la palabra y del intercambio con el profesional accedemos a aquellas regiones de nosotros mismos que desconocemos; este autoconocimiento nos acerca a la resolución de nuestros traumas y a la realización de nuestros deseos.

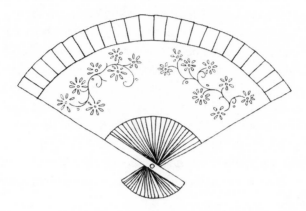

La psicoterapia es un abanico que despliega múltiples opciones.

Quiero saber...
cómo se llega a una terapia.

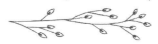

El modo en que una persona comienza una terapia es muy variable. Cada cual llega como puede y eso no reduce la calidad terapéutica posterior. Se puede empezar una terapia con toda clase de prejuicios y temores; pero, si el paciente llegó al consultorio, es porque ya comenzó a luchar para vencer sus resistencias. Dependerá del terapeuta lograr que la experiencia se torne valiosa y que el paciente evolucione en su tratamiento dejando atrás la desconfianza inicial.

Por un lado, existen pacientes que acuden, sobre todo, porque alguien les recomendó que emprendieran un tratamiento. Estos pacientes provienen de distintos ámbitos:

- Médico: los deriva un clínico, un psiquiatra u otro especialista a un consultorio privado o a un servicio psicopatológico de alguna institución, como un hospital.

- Educativo: por recomendación de un psicopedagogo, un psicólogo, un profesor o un directivo de una institución educativa, por problemas de origen psicopedagógico o para evaluar aptitudes vocacionales.

- Laboral: la recomendación proviene de sus compañeros de trabajo o sus jefes.

- Judicial: son pacientes de los que se requieren pericias psicológicas relacionadas con accidentes de tránsito, delitos, etcétera.

- Institucional: llegan a través de una embajada, de asociaciones internacionales de intercambio estudiantil, organizaciones de derechos humanos, etcétera. Todos estos son pacientes derivados por esas instituciones, que se acercan a un consultorio. Por otro lado, están aquellos que están internados (en forma temporaria o permanente) en institutos geriátricos, psiquiátricos o de rehabilitación en adicciones, y que reciben apoyo terapéutico como parte de su tratamiento durante su internación. Una modalidad similar a estas es la de aquellos que hacen terapia cuando asisten durante todo el día a un hospital.

- Psicológico: la derivación del paciente la realiza un colega terapeuta; las causas pueden ser múltiples, no solo el motivo de la consulta sino también eventuales incompatibilidades de horarios.

- Por la recomendación de un vecino, amigo o familiar que ha sido o es paciente del terapeuta en cuestión.

También existen exigencias profesionales que llevan a la necesidad de iniciar un tratamiento. Se distinguen dos grupos de pacientes:

- Estudiantes de Psicología, que necesitan emprender su propio análisis para luego ejercer la profesión.

- Psicólogos en ejercicio.

Por otro lado, hay pacientes que emprenden su terapia:

- A partir de una situación que modifica su vida y que no saben cómo manejar intelectual y emocionalmente ("traumas").

- Porque quieren atenderse con un terapeuta a quien conocieron a través de los medios masivos (radio, TV, etcétera).

- Porque necesitan un psicodiagnóstico para presentar en algún organismo específico que lo requiere.

- Por curiosidad experimental surgida, por ejemplo, de la lectura de diferentes textos psicológicos.

- Para continuar su crecimiento personal.

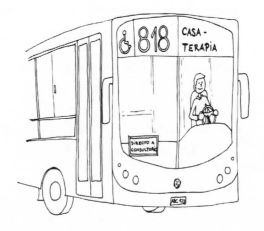

Hay muchas maneras de llegar a un mismo lugar.

Quiero saber...
la diferencia entre psicólogos y psiquiatras.

Todo psiquiatra obtuvo previamente el título de médico; después, entre todas las especialidades existentes (como por ejemplo, la cardiología) eligió especializarse en psiquiatría. Como médico, puede darle al paciente las órdenes necesarias para la realización de estudios clínicos. De ese modo puede detectar que un estado ansioso sea producto de una enfermedad física (como el hipertiroidismo), antes de buscar causas psicológicas. También está habilitado para recetar todo tipo de medicación y, en particular, psicofármacos.

El enfoque que la psiquiatría utiliza para abordar a sus pacientes es médico y los psicofármacos actúan a nivel biológico. Los trastornos de los pacientes no siempre provienen solo de factores ambientales, familiares o de su pasado; también pueden estar originados por alteraciones neuroquímicas en el cerebro. No olvidemos que el cerebro es un órgano como cualquier otro, que a veces requiere de un fármaco, igual que el corazón o el estómago. Hoy en día, gracias a los avances de las neurociencias, se puede arribar a un diagnóstico diferencial con mayor facilidad. Los psiquiatras, además de usar sus conocimientos médicos, se entrenan para asistir a sus pacientes con las herramientas de las distintas escuelas psicológicas. Pueden ejercer su profesión a nivel comunitario (en hospitales y obras sociales) y también en consultorio particular.

A diferencia del psiquiatra, el psicólogo estudia una carrera específica para formarse en la profesión. Egresa de la universidad con conocimientos acerca de todas las corrientes psicológicas existentes, las cuales conforman un amplio abanico de posibilidades. Cada terapeuta elige la o las orientaciones psicológicas a utilizar en su labor profesional.

Otra diferencia con los psiquiatras es que los psicólogos están inhabilitados para administrar cualquier tipo de medicación y para dar órdenes para estudios o análisis. Sí pueden sugerir que el paciente vea a un médico clínico o especialista, o hacer una derivación a un psiquiatra.

Psicólogos y psiquiatras interactúan y se complementan, en especial en determinados casos que requieren indefectiblemente un doble abordaje, tanto con terapia como con medicación. Es cierto que algunos psicólogos son psicologistas y algunos psiquiatras son biologistas, exacerbando la importancia de su propia profesión. Pero esta actitud unilateral no es beneficiosa para los pacientes y poco a poco se ve reemplazada por el enfoque interdisciplinario.

(Asesoramiento: Dra. Ingrid Brunke[2])

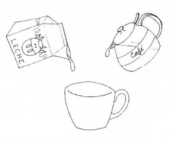

La psicología y la psiquiatría son ciencias complementarias.

2 Médica psiquiatra. Médica legista. Magister en Bioética. Miembro y ex presidente del Capítulo de Psiquiatría de enlace de la Asociación de Psiquiatras Argentinos (APSA). Miembro del comité de bioética del Hospital Alemán. Docente adscripta UBA.

Quiero saber...
cuándo se necesitan psicofármacos.

Para determinados trastornos o situaciones vivenciales, es necesario trabajar en forma interdisciplinaria con un médico psiquiatra, quien tiene a su cargo la administración de psicofármacos.

En otros casos, el terapeuta debe hacer interconsultas con un neurólogo, un psicopedagogo, un terapeuta ocupacional, etcétera. Es muy importante que el paciente esté supervisado además por un médico clínico, para que el terapeuta pueda descartar o tomar en cuenta temas relacionados con lo fisiológico.

La actividad física también es un aspecto que el terapeuta puede ayudar a canalizar.

Hay pacientes que necesitan psicoterapia sin medicación y otros para quienes ambos abordajes son complementarios (en forma pasajera o permanente). En otros casos, la medicación es imprescindible para compensar o mejorar determinados trastornos específicos, con o sin terapia.

Medicación y terapia no son mutuamente reemplazables. Hay que evitar que la medicación se convierta en un "antifaz" para ocultar o disfrazar situaciones que necesitan sanarse por medio de la palabra. A la inversa, cuando la medicación es indispensable porque la patología a tratar así lo requiere, no se debe evitar creyendo que con la terapia sola alcanza para lograr la cura.

(Asesoramiento: Dra. Ingrid Brunke)

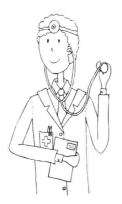

Los chequeos regulares son de vital importancia para determinar si son necesarios los psicofármacos.

Quiero saber...
las diferencias entre enfermedades físicas y psicosomáticas.

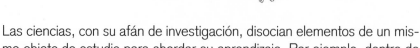

Las ciencias, con su afán de investigación, disocian elementos de un mismo objeto de estudio para abordar su aprendizaje. Por ejemplo, dentro de las especialidades de la medicina encontramos la oftalmología, la traumatología, etcétera. Cada una se enfoca particularmente en una parte o un sistema del cuerpo.

Debido a estas parcializaciones, con el tiempo se ha dejado de ver al ser humano como una totalidad. Cuando hablamos de cuerpo y mente, en realidad, estamos haciendo una separación teórica para facilitar el estudio de los fenómenos humanos. Pero ambos aspectos están entrelazados, íntimamente unidos e interactúan en forma dinámica y continua.

Si nos sacáramos dos *selfies*, una cuando estamos resfriados y otra después de haber llorado, veríamos que son fácilmente confundibles: una cara congestionada, con ojos llorosos, puede ser expresión de una dolencia física (el resfrío), una dolencia psíquica (la tristeza) o ambas a la vez. Esto nos demuestra que lo corporal, lo afectivo y lo mental están indisolublemente ligados y forman una realidad conjunta.

Actualmente, el abordaje de la medicina y de la psicología busca integrar la dimensión física (que incluye lo genético, lo sexual, etcétera), la psicológica (que abarca lo biográfico, lo genealógico, etcétera), la emocional, la espiritual y la social. Lo mismo sucede con otras disciplinas de sanación: son más amplias e intentan tratar a la persona como un todo.

Desde la psicología, es muy valioso preguntarnos qué nos pasa cada vez que enfermamos físicamente, porque el cuerpo nos da señales y es nuestra elección interpretarlas o no. La terapia es un instrumento para encontrarle un sentido psicológico a cada dolencia física. Dos personas pueden padecer la misma enfermedad, pero su significado va a ser diferente para cada una de ellas. No existen dos personas iguales ni tampoco una única manera de vivenciar la misma situación. Los manuales que establecen una correlación directa entre una enfermedad física y su significado psicológico pueden ser orientativos y brindarnos una primera aproximación. Pero luego habrá que investigar las causas únicas y distintivas que originaron la enfermedad en la persona en cuestión para no perder de vista su singularidad.

Desde esta perspectiva, toda enfermedad física tiene un correlato psicológico y toda enfermedad psicológica tiene algún sustrato físico. Somos una unidad indivisible. Asimismo, hay una continuidad entre nuestro entorno social y nuestro interior, pues lo externo se continúa en lo interno y viceversa.

Por otro lado, cada persona tiene un "mapa significativo" distinto en relación con su cuerpo, que la terapia va a develar. Por ejemplo, una esguince de tobillo no repercute emocionalmente de la misma manera en un futbolista que en un artista plástico.

Otro punto importante es detectar los "circuitos de somatización" que cada persona va repitiendo: hay quienes, ante distintas situaciones de crisis, reaccionan siempre con síntomas físicos determinados, por ejemplo problemas digestivos.

Por eso es que, en realidad, no se puede hablar separadamente de enfermedades físicas, psicológicas y psicosomáticas. Dividirlas solo nos permitirá estudiar los síntomas; pero el abordaje debe ser a partir del todo, y por lo tanto, la sanación también debe buscarse por varios caminos. Por ejemplo, muchas veces el estrés conduce al aumento de peso. Si la persona estresada, además de hacer dieta, encara una terapia para aliviar su estrés, tiene mejores posibilidades de recuperar un peso saludable.

Esto demuestra que una buena terapia repercute positivamente en el buen funcionamiento corporal, porque, como bien postuló el doctor René Favaloro, el optimismo tiene efectos biológicos. La terapia será otro estímulo para desarrollar una vida más sana.

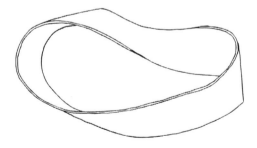

Cuerpo y mente se enlazan como la cinta de Moebius:
la cara interna se convierte en externa y viceversa en un recorrido sin fin.

Quiero saber...
qué es un psicodiagnóstico.

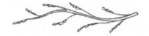

El psicodiagnóstico es el resultado de una serie de estudios que se le realizan a un sujeto, que puede ser un niño o un adulto. Consta de un número preestablecido de sesiones (hasta seis) en las que se efectúan una o varias entrevistas y se implementa una "batería" de diferentes test, a fin de arribar a un determinado diagnóstico psicológico. Toda esta información se reúne en una carpeta fechada, sellada y firmada por el psicólogo o la psicóloga que lo realizó. Esta carpeta constituye una descripción del estado del sujeto en *ese* momento: a lo largo de su historia personal, los resultados pueden variar. Hay profesionales que se dedican exclusivamente a hacer psicodiagnósticos y no así a los tratamientos.

La función de un psicodiagnóstico es obtener un pantallazo rápido y generalizado de la situación del sujeto. A veces es un paso previo a la iniciación de un tratamiento, a cargo de la misma persona que hizo el psicodiagnóstico o no. Otras veces, está enfocado solamente en la inserción de la persona en un ámbito determinado, por ejemplo una institución o una empresa.

No todos los terapeutas utilizan esta herramienta, porque tienen otros métodos para arribar al diagnóstico: pueden basarse en preguntas durante las entrevistas, pero no aplicar test. Sin embargo, es fundamental destacar que en todos los tratamientos, con o sin batería de test, existe un proceso diagnóstico. Los test no son la única manera de diagnosticar; el discurso verbal es un material muy rico y amplio. Es en el transcurso de las sesiones que el terapeuta, con su escucha y su experiencia, descubre las características de la personalidad del paciente.

Sin embargo, ya dentro de la terapia, el analista no debe etiquetar ni encasillar al paciente; no es bueno que lo evalúe solamente desde la ventana diagnóstica. Una persona es mucho más que lo que arroja un psicodiagnóstico. No hay que perder de vista la perspectiva ampliada, humanizada y estructural del paciente.

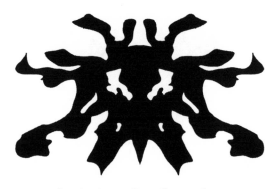

*Los test permiten diagnosticar,
pero una persona es mucho más que su diagnóstico.*

Quiero saber...
qué es un test.

Un test es un instrumento auxiliar de medición para el psicodiagnóstico y para tomar decisiones respecto de un determinado problema. Todo test se compone de tres elementos: una consigna, un material y modo de administración y unas normas de evaluación. Se trata de una prueba en la que se le brindan al sujeto estímulos, cuyas respuestas serán luego analizadas. La administración de algunos test puede hacerse tanto de manera individual o colectiva. En todos los casos hay una interacción breve, en la que el administrador del test presenta el estímulo (que puede ser visual o verbal) acompañado de una pregunta o consigna que el entrevistado debe responder. Por ejemplo, en los test proyectivos se muestran láminas con manchas y se le pide al entrevistado que relate qué imágenes ve en ellas. Algunos proponen que el entrevistado elabore un dibujo sobre un tema preestablecido. Otros test ofrecen tarjetas con dibujos que hay que copiar. También existen aquellos que plantean secuencias, con un espacio vacío que el entrevistado tiene que completar eligiendo una opción entre las que se le ofrecen.

Los test surgieron en la segunda posguerra mundial como una herramienta útil para obtener un diagnóstico de un gran número de personas a la vez en poco tiempo, sin necesidad de establecer un vínculo. Pero actualmente muchos terapeutas no utilizan test en su práctica profesional. Su fundamento teórico es que, para emprender un tratamiento hacia la cura, las entrevistas verbales brindan más información y mayor riqueza de matices que la que arrojan los test. Llegan al psicodiagnóstico por otro camino.

Algunas aplicaciones actuales de los test se encuentran, por ejemplo, en los exámenes para obtener la licencia de conducir, en las evaluaciones a niños por problemas de aprendizaje o familiares, para detectar discapacidades, en el ámbito forense, etcétera. En estas áreas, constituyen una herramienta fundamental.

Los tipos de decisiones a los que apuntan los test pueden ser: **selección** (por ejemplo, cuando en una empresa se contrata personal); **clasificación** (se parte de un grupo y se ubica a los sujetos en diferentes subgrupos de acuerdo con determinadas características, como por ejemplo un test de orientación vocacional hecho a un grupo de alumnos) y **evaluación de rendimientos** (para dimensionar métodos o resultados terapéuticos; por ejemplo, en una terapia se puede tomar el mismo test a un paciente en distintos períodos para ver su evolución).

Hay dos tipos de test: están los **de habilidades** (por ejemplo, los de coeficiente intelectual). Al realizar un test de este tipo el paciente debe prestar mucha atención, porque de ello depende obtener más o menos respuestas correctas. Es importante no dejarse llevar por la ansiedad y, en la medida de lo posible, revisar las respuestas (sin demorarse, ya que también se evalúa el tiempo que cada entrevistado tarda en completarlo). El segundo tipo es el **de personalidad**, que a su vez pueden ser *objetivos* y *proyectivos*. Para realizar un test de personalidad objetivo, el entrevistado cuenta con la "ventaja" de conocer previamente sobre qué aspectos se le va a preguntar. En cambio, en los test proyectivos el individuo no tiene muchas posibilidades de prepararse. Un ejemplo de estos últimos es el test de manchas.

Si bien los test son un modo de acercarse a lo que le sucede a un sujeto, no es la única manera de hacerlo, ya que con la escucha analítica, junto con la experiencia, se puede acceder a la misma información. Por eso, en una terapia generalmente no se utilizan test, ni su presencia garantiza mayor efectividad en el tratamiento.

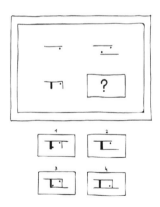

*Los test ayudan a los psicólogos a tomar decisiones
sobre determinados aspectos del diagnóstico del paciente.*

Quiero saber...
qué es la psicopedagogía.

La psicopedagogía es la disciplina que estudia todos los procesos relacionados con el aprendizaje, es decir, con la apropiación, retención y transmisión del conocimiento. Trabaja con los aportes de la psicología evolutiva (que aborda el desarrollo del psiquismo desde que la persona nace hasta la vida adulta); también incorpora conocimientos de la psicología general (que analiza el contexto familiar en el que se desenvuelve el individuo), la sociología (que estudia el marco cultural, social y, particularmente, de las instituciones educativas) y la pedagogía (que brinda herramientas didácticas para ayudar al desarrollo cognitivo).

Se trabaja con alumnos de todos los niveles educativos cuando se detectan dificultades, inhibiciones, dispersiones o bloqueos que entorpecen o impiden su desempeño. Otros aspectos que aborda la psicopedagogía son la orientación vocacional y la educación especial (que es la que forma a las personas con capacidades diferentes).

La intervención psicopedagógica apunta a la prevención y al tratamiento de las diversas problemáticas del aprendizaje. Se focaliza en tres ejes: el paciente (es decir, el alumno), la institución a la que este asiste y el entorno familiar en el que se desarrolla. Es importante destacar que el aprendizaje no involucra solamente lo racional sino también lo emocional y lo corporal. Quien aprende es un sujeto que tiene un cuerpo y una historia personal, familiar y ancestral que condiciona (para bien o para mal) sus intereses y sus posibilidades cognitivas.

En cuanto a los tratamientos, tienen una duración limitada. Consisten en una primera etapa diagnóstica que incluye una entrevista con los adultos responsables y horas de juego con el niño. En el caso de pacientes mayores, se administran test específicos según su grado madurativo. La siguiente etapa es una entrevista devolutiva en la que se comunican los problemas detectados y se establece el tratamiento a seguir. Si el diagnóstico se hizo dentro de una institución educativa a través de un gabinete, el tratamiento se realiza fuera de esa institución. Por ejemplo, si se detecta que un alumno padece un bloqueo ante los exámenes debido a problemas familiares, desde la escuela se realiza la derivación a otro profesional, que en este caso sería un psicólogo, pero en otros puede ser un médico especialista, como un fonoaudiólogo (por ejemplo, para alguien que padece tartamudeo).

El objetivo de la psicopedagogía es hacer un abordaje personalizado para que cada individuo pueda desarrollar al máximo su potencial de aprendizaje en el marco de sus capacidades.

(Asesoramiento: Lic. Teresa Ventura[3])

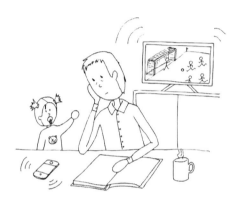

Así como a veces las distracciones externas nos dificultan el aprendizaje, también existen bloqueos o dificultades internas para acceder al conocimiento.
De ellas se ocupa la psicopedagogía.

---

3 Psicopedagoga, recibida en CONSUDEC. Maestra en escuelas comunes y especiales. Atención en el Hospital de Clínicas y J. Garrahan. Auditora en Discapacidad en PAMI.

Quiero saber...
cómo debe expresarse el paciente durante la sesión.

El paciente puede decir todo y cualquier cosa. Tiene absoluta libertad para manifestarse como mejor le plazca y es recomendable que lo haga del modo en que se sienta más cómodo, abarcando desde lo más obvio hasta lo más oculto y sabiendo que todo lo que diga es provechoso para su análisis y está amparado por el secreto profesional. Puede incorporar las llamadas "malas palabras", refranes y también modismos propios del lugar en que nació o en el que vive actualmente. No debe preocuparse por el terapeuta; este, si no entiende algo, va a interrumpir para preguntárselo. La idea es que el paciente se explaye sin censurarse. Sócrates decía: "Habla para que yo pueda conocerte".

Sigmund Freud descubrió la existencia de un fenómeno llamado *transferencia*, en el cual el paciente, durante la sesión, proyecta aspectos propios en la figura del terapeuta. Analizar la transferencia es muy útil para elaborar las situaciones traumáticas. Por ejemplo, si un paciente tuvo un padre muy severo y rígido, probablemente se dirija a su terapeuta hombre con un temor similar a aquel con el que se dirigía a su padre. El analista detecta esa actitud reverencial y la procesa junto con el paciente para que este pueda expresarse con mayor libertad.

Otra característica del diálogo terapéutico es que admite diversas modalidades. Por ejemplo, hay analistas que tutean a sus pacientes y otros que no lo hacen. Ninguna de las dos modalidades cambia el grado de confianza del paciente.

Además, es importante que el paciente sepa que también puede callar cuando lo desee o necesite. Incluso puede llorar sin decir palabra durante toda la sesión. Asimismo, no está obligado a continuar hablando hoy del tema que habló en la sesión anterior. No tiene que hacer el seguimiento de un aspecto. Si el terapeuta considera necesario saber la evolución de algo hablado en la última sesión, se lo preguntará directamente. Dentro de la misma sesión, el paciente puede saltar de un tema a otro, sin que haya necesidad de conexión entre ambos. Puede cambiar el rumbo de su relato cuando quiera siguiendo libremente el curso de sus asociaciones.

Esto le permite también desdecirse de lo ya dicho. Existen pacientes que sienten la necesidad de ser coherentes y se reprimen cuando notan que su discurso es contradictorio. Esto es muy común entre los escribanos o quienes ejercen la abogacía. Para ellos la palabra tiene una relevancia vital, pero en otro sentido que en terapia. Un abogado sabe que, en su labor profesional cotidiana, todo lo dicho puede volverse en su contra, porque eso es lo que realmente sucede en un juicio. Ese mismo cuidado lo traslada a la sesión terapéutica: es muy común que, si se pronuncia negativamente sobre algo, se apresure a enunciar otro aspecto positivo sobre eso mismo, para equilibrar. Siempre está presente el tema de los dos platillos de la balanza.

Existen pacientes que piensan que, si manifestaron una opinión, quedan atrapados en ella y no pueden, en la siguiente sesión, opinar lo contrario. Pero si un paciente dice en una sesión que le encanta comer manzanas y, en la siguiente, que detesta comerlas, esto no lo convierte en un incoherente ante los ojos del terapeuta. Tal vez esta ambivalencia refleje otra ambivalencia del paciente, por ejemplo, en la relación con su madre en la infancia. La lógica psicológica es diferente de la jurídica. Para la psicología, los seres humanos estamos llenos de contradicciones.

Cuando hablamos, tenemos la costumbre de reprimir muchos pensamientos secundarios que van surgiendo, porque pensamos que son banales o que no tienen relación con lo que estamos contando. Un paciente puede, por ejemplo, relatar lo que le pasó durante el fin de semana y, mientras tanto, pensar que a la planta del consultorio de su analista le falta riego; o puede fijar su mirada en el diseño del tapizado del sillón, que le trae un vago recuerdo. Pero, al hablar, dejará de lado esos temas para poder direccionar su relato en forma ordenada y sensata. En psicoanálisis, sin embargo, la consigna es que el paciente comente también lo de la planta y lo del tapizado, porque esos elementos pueden revelar verdades insospechadas. Este método se llama "asociación libre" y se complementa con la "atención flotante", que es la modalidad de escucha del analista.

Es interesante saber que, cuando en el país en que vive el paciente (o a nivel mundial) sucede algo trágico o fascinante (a nivel político, ecológico, etcétera), es muy común que lo mencione en la sesión. De ninguna manera esto es una pérdida de tiempo o un desvío de la terapia. Siempre se puede hilvanar ese suceso con algo de su propia historia. Por otro lado, para el terapeuta esto es un termómetro: los hechos que causan fuerte impacto en la opinión pública atraviesan los discursos de casi todos los pacientes. Incluso pueden ser tomados como un signo de estar conectado o no con la realidad: por ejemplo, cuando hay elecciones o cuando ocurre alguna tragedia ambiental (terremoto, inundaciones, tsunamis), los pacientes hacen alusión a eso. El afuera globalizado penetra en el discurso individual. Son sucesos que nos transforman a todos. Esto también se analiza en forma personalizada, porque a cada cual cada hecho le afecta de una manera única y especial.

Dentro del discurso del paciente también pueden aparecer críticas, manifestaciones de enojo hacia el terapeuta o hacia la psicología en general, o relatos de experiencias terapéuticas anteriores fallidas. También puede mencionar sus incursiones en otras disciplinas, como biodescodificación, constelaciones, registros akáshicos, astrología o tarot. Todo buen analista tiene un entrenamiento especial para la escucha y no se sentirá personalmente atacado por este discurso.

Según la Kabbalah "la palabra abre universos". Cada idioma es un universo diferente, porque implica un modo diferente de concebir el mundo. No es lo mismo entender un idioma que hablarlo. No es lo mismo hablar un idioma que pensar en ese idioma. Y no es lo mismo pensar que soñar en ese mismo idioma. Entender, hablar, pensar, soñar son diferentes niveles de conocimiento de una lengua, de lo más superficial a lo más profundo. Lo ideal es que el paciente pueda realizar la terapia en su lengua materna, aquella en que se desarrolla su actividad onírica. Hay personas que sueñan en más de un idioma: en cualquiera de ellos se puede desarrollar la terapia con fluidez. Pero a veces esto no es posible. Y entonces aparece la dificultad por parte del paciente de tener que traducir lo que le pasa a una lengua que le resulta ajena o periférica. Incluso puede suceder que el idioma del encuentro entre terapeuta y paciente sea secundario para ambos. En todos estos casos, aun con las dificultades que esto implica, vale la pena realizar el esfuerzo. Es mejor intentarlo que desistir porque la conexión paciente-analista se puede dar con la misma intensidad que cuando ambos están en un terreno idiomático conocido.

Aparte de la mirada y de los gestos corporales, existe algo más fuerte aún que el lenguaje verbal: es el deseo del paciente de ser escuchado, por un lado, y el deseo del analista de escucharlo, por el otro. Esto alcanza y sobra para que fluya el tratamiento.

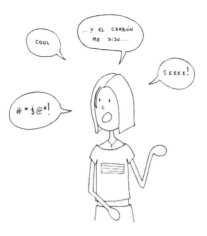

El paciente puede expresarse como prefiera y no necesita "traducir" su discurso para adaptarlo al del terapeuta.

Quiero saber...
qué es el secreto profesional.

El secreto profesional hace a la esencia misma del trabajo terapéutico. Es lo que permite que en el paciente se genere un sentimiento de confianza hacia el analista. Todo lo que el paciente comunica por escrito o verbalmente al terapeuta durante las entrevistas, las sesiones, los llamados telefónicos, los correos electrónicos, los mensajes de Whatsapp o las videollamadas está amparado por el secreto profesional. Esto significa que el analista debe guardar confidencialidad de todo lo que escucha o lee, como un modo más de asegurar la dignidad de los pacientes, sus familiares y afectos. Nada de lo que dice el paciente (salvo excepciones que mencionaremos más adelante) debe trascender fuera del ámbito terapéutico. Es una garantía de privacidad sin la cual la terapia no podría desarrollarse. Esta norma ética de máxima discreción incluye las hipótesis y las conclusiones basadas en el material analizado. Asimismo abarca lo que el profesional advierte, presiente e intuye más allá del lenguaje verbal o escrito del paciente.

Si en el transcurso de un tratamiento individual se incluye en algún momento a un allegado del paciente, este puede tener la certeza de que, aún así, sigue rigiendo el secreto profesional. Para ello, previamente se debe consensuar qué información se revelará en presencia de la otra persona.

La autorización del paciente también es necesaria para la difusión de cualquier otro material que el analista quiera dar a conocer. Por ejemplo, si está escribiendo un libro y quiere comentar el caso de un paciente, debe consultarle a este si está de acuerdo con que se incluya, por lo general en forma anónima.

Los menores de edad están protegidos de manera que la información que el profesional les dé a los padres o a las instituciones que requieran un informe, no condicione negativamente su futuro o pueda ser utilizada en su contra.

La obligación de guardar el secreto rige durante todo el tratamiento e incluso después de su finalización. El silencio debe subsistir más allá de la muerte del paciente.

Sin embargo, existen situaciones en las que se hace necesario que el analista comparta información relativa a sus pacientes. Por ejemplo, si precisa hacer una interconsulta con colegas o con profesionales de otras especialidades, una supervisión o un trabajo en equipo, la obligación de guardar el secreto profesional se extiende a todos los participantes. Además, cuando se realizan informes (escritos o verbales), se deberá excluir de estos los antecedentes amparados por el secreto profesional.

Últimamente, y sobre todo en el contexto de la pandemia de coronavirus, se ha generalizado la terapia virtual, y dentro de esta encontramos las sesiones grupales, en las que a veces se realizan escenificaciones y dramatizaciones que todos los participantes "presencian". En situaciones así, es el paciente quien "regula" qué tipo de información quiere compartir con el grupo y hasta dónde se va a extender.

Por otro lado, existen algunos casos en los que el terapeuta no solo puede, sino que *debe* comunicar información de un paciente: cuando lo exija el bien del propio paciente (porque por su estado puede causar daño a sí mismo o a otros); para tratar de evitar un delito o prevenir los daños que este pudiera causar; cuando por una denuncia el analista tenga que presentarse en ámbitos policiales, profesionales o judiciales en legítima defensa de un derecho propio; cuando el paciente lo solicite o autorice (en este último caso, queda a criterio del terapeuta actuante la información que brindará). No olvidemos que el primer objetivo en salud es no empeorar la situación existente.

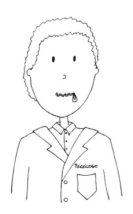

Todo lo que se dice en terapia queda protegido por el
secreto profesional.

Es un principio ético rector que el estudiante de Psicología inicie su propio camino terapéutico antes de obtener el título habilitante para ejercer la profesión. Esto es independiente de lo traumática (o no) que haya sido su historia. ¿Por qué? Porque no se puede estar en el lugar de analista sin haber estado antes en el lugar de paciente. Esto se debe a que el análisis es una experiencia que nos impacta de un modo totalmente novedoso. Es necesario constatar su eficacia en forma pasiva para luego poder usarla en forma activa con otros.

Puede ocurrir que un estudiante empiece a analizarse con un terapeuta de una determinada línea teórica y más adelante ejerza la profesión desde otra corriente psicológica. Cada terapeuta hace su propio recorrido en busca de aquella que coincida mejor con su cosmovisión. Por eso, de un grupo de estudiantes con la misma formación académica, pueden surgir terapeutas con diversas orientaciones, todas ellas válidas.

Otra actividad que realiza el terapeuta es la de supervisión. Se trata de algo diferente de su análisis personal: es la consulta con otro profesional sobre determinados casos de pacientes. El secreto se resguarda no brindando datos específicos. Es especialmente útil para los terapeutas que recién empiezan su recorrido profesional, o para casos muy complejos en los que se hace necesaria una segunda opinión de un colega.

El análisis de un psicólogo se puede interrumpir o reorientar en determinados momentos, pero siempre se retoma, del mismo modo que se continúa con la formación profesional asistiendo a congresos, seminarios o posgrados, o incursionando en nuevas corrientes terapéuticas. Se trata de un camino "de ida".

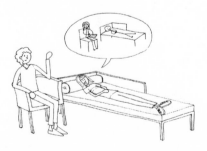

*El análisis personal del terapeuta
es una condición indispensable
para su desempeño profesional.*

CAPÍTULO 4: CÓMO SÉ

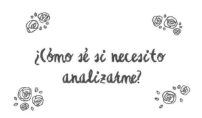

¿Cómo sé si necesito analizarme?

Si atravieso un duelo. Si me encuentro en un momento bisagra de la vida (mudanza, ir a vivir a otro país, boda, nacimiento de un hijo o nieto, etcétera). Si me entero de algún hecho crucial que modifica toda la visión (pasada y futura) que tenía de mi vida (descubrí que no puedo tener hijos, mi pareja me engaña hace mucho tiempo, me acabo de enterar de que me adoptaron, mi hermana mayor resultó ser mi madre biológica). Si no logro superar la pérdida de un embarazo. Si le tengo miedo al embarazo, al parto, a los avances evolutivos de mis hijos, si me angustia el nido vacío. Si tengo conflictos conyugales debido a diferencias en los criterios de educación de mis hijos. Si no pude sobreponerme a un divorcio o una separación (propios o de un ser querido). Si me enamoré de alguien que no es mi pareja actual. Si la pérdida de mi mascota me sume en un dolor insoportable. Si siento culpa porque tengo una deuda moral con personas que ya no están. Si hay secretos o sucesos en mi familia que se van repitiendo de una generación a otra. Si algún ancestro obró mal y así manchó el apellido familiar. Si me resulta abrumador ser hijo o nieto de una persona famosa o emblemática. Si lo que me pasa rompe mandatos familiares, sociales o valores que siempre defendí. Si no puedo ejercer un rol que me reclaman o que yo mismo quiero retomar, dentro de mi familia nuclear o ensamblada. Si descubro que, a pesar de tener una vida familiar y de pareja armoniosa, aún no superé un amor imposible o del pasado. Si tengo conflictos de lealtad. Si me postergo anteponiendo siempre las necesidades ajenas. Si me confundo con los roles y, por ejemplo, trato a mi pareja como si fuera mi hijo; o si compito con mis hijos como si tuviéramos la misma edad. Si vivo dos vidas paralelas, con continuos ocultamientos, por ejemplo dos parejas simultáneas. Si me perjudico porque mis reacciones son tardías. Si me peleo con todo el mundo. Si mi soberbia aleja a los demás de mí o soy víctima de la soberbia ajena. Si seduzco y luego me escapo. Si las demandas que tengo hacia los demás son excesivas. Si sufrí abandonos no superados. Si suelo abandonar a los demás injustificadamente. Si tengo dificultades para manejar mis enojos o no sé limitar mi agresión. Si la envidia se apoderó de mí. Si siempre tengo que tener la razón y enseñarles a los demás cómo vivir su vida. Si mis celos o mi posesividad arruinan mis vínculos. Si no aprendí a dar y sigo "pasando factura" por todo aquello que di. Si no aprendí tampoco a perdonar y sigo reprochando a los demás por cosas que supuestamente ya perdoné.

Si tengo conflictos éticos, vinculares o laborales. Si necesito orientación vocacional o me resulta imposible insertarme laboralmente. Si tengo dificultades en el aprendizaje o las tienen mis hijos. Si me convertí en un eterno estudiante por temor a ejercer mi profesión. Si tengo gente a mi cargo y siempre se generan problemas. Si abandono las tareas por la mitad o me freno justo antes de finalizarlas. Si tengo tendencia a distraerme o dispersarme demasiado y me cuesta focalizar y concentrarme. Si sufro por todo lo que tengo que hacer y no puedo disfrutar de lo que sí hice. Si tengo asignaturas pendientes (alguna actividad que siempre quise desarrollar y no pude). Si vivo con tensión permanente cumpliendo el deber sin lograr distenderme. Si me cuesta relacionarme con la autoridad. Si me pierdo disfrutando exageradamente de los placeres corporales y no puedo conectarme con el deber. Si siento rechazo hacia todo lo cibernético y eso me trae problemas. Si no puedo organizar mi agenda. Si me estafaron (ética o económicamente) y no logro olvidarlo. Si no puedo delegar tareas y vivo controlando todo. Si me jubilé y vivo nostálgicamente en el pasado. Si tengo miedo al éxito. Si boicoteo mis avances en mi carrera.

Si me esclavizan las redes sociales y no puedo desconectarme. Si idealizo demasiado la felicidad ajena, perdiendo el criterio de realidad. Si vivo a través de la vida de otros (marido, hijos, personalidades célebres) y no puedo vivir la mía. Si necesito imperiosamente pertenecer a algún grupo social y por eso copio exageradamente gestos y actitudes de aquellos con quienes quiero relacionarme. Si sufro por no tener amigos. Si siento o me entero de que me excluyeron de un grupo, ya sea en encuentros presenciales o virtuales, como un chat. Si mis hijos son víctimas de *bullying* en la escuela. Si me cuesta lidiar con la fama, el poder o el éxito por lo que genera en mí o por la obsecuencia o envidia de los demás. Si vivo pendiente de agradarles a los demás, buscando su aprobación a cualquier precio. Si huyo al tener que encarar trámites ineludibles (contables, hereditarios, ventas, compras, etcétera) o no puedo asimilar la parte afectiva de este tipo de trámites. Si, por mi personalidad o mi trabajo (por ejemplo, en ámbitos diplomáticos), siempre me siento sapo de otro pozo en diferentes círculos. Si no me atrevo a manifestar mi identidad sexual por miedo al rechazo.

Si tuve un accidente y padezco sus secuelas físicas o psicológicas. Si vivo pensando que tengo alguna enfermedad orgánica aunque los estudios médicos estén bien. Si estoy atravesando una enfermedad pasajera o crónica que me causa mucha ansiedad o dolor. Si tengo que operarme y eso me genera mucho temor. Si tengo que acompañar a un familiar o ser querido en una rehabilitación o un tratamiento. Si me lastimo reiteradamente una misma zona corporal (por ejemplo, esguinces). Si tengo conductas autoagresivas (que pueden ir desde comerme las uñas hasta intentos de suicidio). Si no puedo aceptar que mi hijo o hija tiene una discapacidad. Si siento incomodidad con mi cuerpo o si mi mirada hacia él está distorsionada, lo cual motiva trastornos en mi alimentación (bulimia o anorexia). Si padezco cambios hormonales que me alteran la vida (pubertad, menopausia, etcétera). Si necesito encontrar alternativas por una disfunción sexual que tengo. Si, a pesar de no tener ninguna disfunción, no puedo disfrutar del sexo. Si padezco insomnio. Si vivo con estrés constante. Si tengo conductas extrañas y aparentemente inexplicables, pero que, en el fondo, remiten a una historia ancestral no resuelta.

Si tengo hábitos perturbadores, como por ejemplo tendencia irrefrenable a robar, o fantasías sórdidas. Si caí en una adicción, cualquiera, desde las más visibles como ingerir sustancias nocivas o el juego hasta otras más disimuladas o inclusive bien vistas socialmente, como hacer gimnasia. Si debo repetir acciones aunque conscientemente sepa que es innecesario, como por ejemplo revisar ocho veces si está cerrada la llave de gas. Si tengo tendencia a maltratar a otros, verbal o físicamente. Si acumulo cosas y no puedo desprenderme de nada. Si pienso que los demás conspiran contra mí. Si tengo rituales de limpieza exagerados (por ejemplo, lavarme diez veces las manos). Si tengo un tema que monopoliza mi vida y que me lleva a "rumiar" constantemente al respecto. Si tengo la manía de consumir y gastar al punto de poner en peligro mi economía.

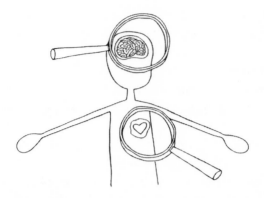

*Los motivos de consulta son tan diversos como los pacientes
y los conflictos psicológicos se manifiestan en muchos niveles.*

Si tengo baja autoestima. Si pienso mucho y hago poco. Si, al revés, hago mucho y pienso poco. Si siento un bloqueo en cualquier ámbito. Si vivo oscilando, yendo y viniendo como si fuera un péndulo con dudas que me impiden tomar decisiones. Si al elegir algo, no puedo asumir las implicancias de esa elección. Si, en vez de encarar los problemas, postergo la búsqueda de una solución. Si me invento preocupaciones inexistentes o ,soy exageradamente pesimista. Si repito errores o me sitúo en lugares que detesto en forma reiterada. Si vivo desconfiando de todo lo que hago o lo que hacen los demás. Si sufro por mi manía de la perfección. Si me falta voluntad para concretar proyectos. Si no logro lo que me propongo a pesar de mi esfuerzo. Si en forma reiterada me boicoteo cuando me va bien. Si me decepciono cuando logro mis metas porque, de golpe, me parecen irrelevantes. Si no sé descifrar cuáles son mis sentimientos. Si mi timidez me impide expresarlos. Si no sé distinguir lo que es importante de lo que es secundario en mi vida. Si soy víctima de mi propio desorden, al punto de que nunca encuentro nada. Si pierdo continuamente objetos o dinero y esto entorpece mi vida cotidiana. Si me refugio demasiado en el pasado o le tengo miedo intimidante al futuro. Si me victimizo todo el día a través de la queja. Si tengo conflictos no resueltos respecto de mi identidad sexual. Si siento que toda mi vida es en su totalidad un plan B, porque dejé pasar una gran oportunidad, como si estuviera viviendo una existencia paralela inferior a la que yo creo que debería vivir. Si no puedo darle curso a mis pálpitos e intuiciones. Si no puedo aceptar mis limitaciones físicas o mentales. Si me cuesta envejecer o aceptar el paso del tiempo. Si no puedo elaborar mi dolor como un aprendizaje personal o una enseñanza para los demás. Si tengo una profunda inestabilidad emocional o conductas que van de un extremo a otro, por ejemplo de la sumisión a la agresividad. Si siento apatía o no me entusiasmo con nada y hago todo como "en piloto automático". Si me entusiasmo con todo, al punto de no poder elegir una opción. Si me gobiernan pensamientos supersticiosos, como por ejemplo "si me pasa algo bueno, seguro que después vendrá algo malo". Si le temo al tiempo libre. Si no aprendí a defenderme. Si siento una tristeza o una nostalgia que me inutiliza al punto de no poder levantarme de la cama.

Si tengo ataques de pánico o miedos muy intensos e irracionales. Si me dan temor actividades cotidianas como subirme a una escalera mecánica, a un ascensor, a un avión, manejar, etcétera. Si tengo pesadillas recurrentes. Si no puedo alejarme de mi casa por temor a que me pase algo (por ejemplo, enfermarme). Si siento un miedo permanente de morir o el deseo de terminar con mi vida. Si siento mucha angustia con o sin una razón aparente.

Si tuve experiencias de abuso sexual. Si fui víctima de un hecho violento (secuestro, robo, accidente). Si no puedo superar una tragedia ambiental que viví (por ejemplo, un terremoto). Si sobreviví a una guerra, al terrorismo o al genocidio. Si por razones políticas, religiosas o étnicas he sufrido el exilio, la difamación o la reclusión. Si fui víctima de algún tipo de discriminación y esto socavó mi amor propio. Si experimento un profundo desarraigo por haber tenido que dejar mi lugar de origen. Si vivo con excesiva angustia por lo que sucede en mi país y/o en el mundo a nivel político o ecológico. Si padecí maltrato físico o verbal.

Si me sucede algo de esto, o veo que algún ser querido tiene cualquiera de los problemas mencionados, entonces es hora de hacer una consulta psicológica.

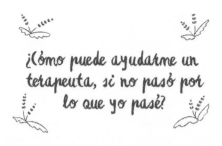

¿Cómo puede ayudarme un terapeuta, si no pasó por lo que yo pasé?

Es humanamente imposible que el terapeuta haya pasado por todo lo que experimentaron sus pacientes. Aun si así fuera, lo habría atravesado de otra manera, porque una misma situación repercute de forma diferente en cada persona. Lo que importa en una terapia es cómo atraviese el paciente su propio conflicto.

Así como en la música el unísono es la reproducción de dos sonidos diferentes en un mismo tono, en una terapia se puede lograr que dos personas se comuniquen "en la misma frecuencia". Esto facilita el intercambio entre el analista y el paciente.

Por otro lado, la empatía posibilita la comprensión aunque haya diferencias culturales y vivenciales. Por ejemplo, un terapeuta puede atender a un paciente proveniente de una cultura en la que es habitual que los padres elijan con quién se casarán sus hijos. Piense lo que piense al respecto, deberá ajustarse a esa escala de valores. Otro ejemplo es el caso de un duelo por la pérdida de un hijo: aunque el analista no haya vivido esa circunstancia, puede comprender la magnitud del dolor de su paciente.

Una vez que el terapeuta logra ponerse en el lugar del paciente durante la escucha, basándose además en su bagaje teórico y su experiencia con otros pacientes, vuelve a ocupar su rol al momento de dar sus interpretaciones o señalamientos. Este fenómeno de "ida y vuelta" permanente es el que permite al analista asistir la problemática del paciente aunque no haya pasado por la misma experiencia que este.

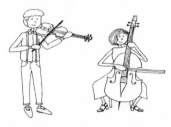

Así como dos intérpretes de distintos instrumentos pueden tocar la misma melodía, el terapeuta puede "sintonizarse" con las vivencias del paciente aunque no las haya experimentado.

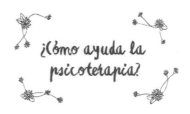

¿Cómo ayuda la psicoterapia?

Cuando Miguel Ángel definió el arte de la escultura, dijo que solo se trata de "quitar lo que sobra". Mirando el bloque de mármol amorfo, él lograba ver la figura que podía nacer de sus manos. El proceso implicaba distintas etapas: luego de quitar lo que sobraba, había que dar forma a lo que quedaba tallando, puliendo, corrigiendo errores, revisando las proporciones, etcétera.

De la misma manera, la terapia es una invitación a "re-esculpirnos". Sirve para visualizar *cómo* queremos ser y, a partir de allí, empezar a quitar "lo que nos sobra": retirar cuestiones que no nos pertenecen, descartar elementos que no necesitamos y así reciclar nuestra identidad con una mirada creativa y única.

El tratamiento nos asiste en la continua formación de nuestra personalidad. Nos acompaña en la tarea de asumir, realzar y poner en práctica nuestras capacidades.

Pensando en la metáfora de "quitar lo que sobra", podemos poner este ejemplo: un paciente, hijo menor de una familia numerosa, padece desde la infancia la injusticia de que a él, por ser el más chico, nunca se le daba la razón, por la costumbre de que siempre los mayores eran los que estaban en lo cierto. Este paciente no siguió el mandato de trabajar en la empresa familiar y, en cambio, decidió estudiar. Llegó a la consulta al momento de elegir una carrera y, a lo largo de las sesiones, descubrió que su vocación era la abogacía, profesión que apunta esencialmente a buscar justicia y, además, admite que la palabra de cualquier persona tiene el mismo valor, sea cual sea su edad. Él, entonces, se deshizo de "lo que le sobraba" (el paradigma familiar) y reconstruyó su personalidad sobre otra base de sustentación. Tiempo después, pudo asesorar a la empresa de su familia en cuestiones legales, cerrando así el círculo.

Por otro lado, según la metáfora de "re-esculpirnos", pensemos en una paciente que trabaja como secretaria: posee una curiosidad insaciable, memoria exacta, habilidad para inferir conclusiones a partir de pocos datos, es perseverante, creativa y sabe escuchar. Todas estas son cualidades que ella ya conoce de sí misma y que aplica exitosamente en su trabajo habitual. Pero puede descubrir, a través de la terapia, que también le sirven para convertirse en investigadora científica. A partir de la exploración de sus capacidades, replantea entonces su vocación. Aunque el motivo inicial de la terapia hubiera sido otro (por ejemplo, un desengaño amoroso), el trabajo terapéutico la lleva a ampliar sus horizontes incorporando elementos que antes tal vez no hubiera tenido en cuenta. El resultado es una redefinición de su personalidad.

Vemos entonces que la terapia, más allá de asistirnos en emergencias o situaciones traumáticas puntuales, también nos asiste en el proceso de lograr una nueva configuración personal.

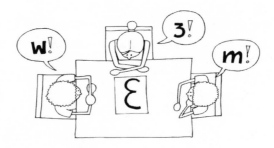

La psicoterapia ayuda a buscar una nueva forma de ver las cosas.

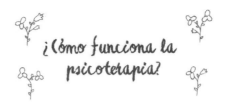

¿Cómo funciona la psicoterapia?

La terapia se basa en la antigua frase socrática *"Conócete a ti mismo"* y trabaja sobre dos ejes.

El primero es el **temporal**, que plantea que somos el resultado de nuestro pasado. Las experiencias vividas en nuestra infancia y adolescencia repercuten en nuestro presente y nos ayudan a comprender por qué estamos donde estamos. Por ejemplo, una persona que ha vivido su infancia alrededor de una madre muy dedicada a la cocina, percibiendo los aromas y los sabores, disfrutando del proceso de preparación de los banquetes familiares, puede terminar convirtiéndose en chef y organizar eventos para cientos de personas. En este eje incluimos no solo lo biográfico, sino también lo pre-biográfico, es decir todo lo que nos antecede y tiene que ver con el árbol genealógico, lo cual incluye las vivencias de nuestros ancestros y su influencia en nuestra vida.

El segundo eje es el **situacional**. Siempre nos encontramos inmersos en el entorno actual: *"Yo soy yo y mi circunstancia"*, decía José Ortega y Gasset. La manera en que captamos los sucesos que nos rodean nos indica por qué estamos como estamos. Lo que nos sucede aquí y ahora hace que nuestra percepción se vuelva selectiva y tiña nuestra mirada. Por ejemplo, el mundo parece llenarse de parejas felices justo cuando nosotros acabamos de separarnos. O vemos constantemente en la calle a personas paseando a sus mascotas luego de haber perdido la nuestra.

Los tratamientos psicológicos intervienen en la articulación de estos dos ejes. Porque es muy importante lo que nos pasa, pero más importante aún es lo que hagamos con eso que nos pasa. Y la terapia enlaza lo temporal y lo situacional para ayudarnos a esclarecer qué camino tomar, aquí y ahora.

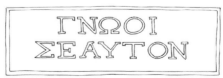

ΓΝΩΟΙ
ΣΕΑΥΤΟΝ

Conocernos a nosotros mismos nos posibilita conocer mejor a nuestros semejantes.

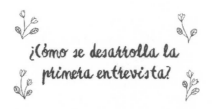

¿Cómo se desarrolla la primera entrevista?

La primera entrevista con el terapeuta genera una gran expectativa. Podemos compartirla o no con nuestros allegados, pero es importante que no desestimemos su relevancia, porque es allí donde se configurará la futura relación terapéutica.

Durante este primer encuentro, el paciente debe estar dispuesto a responder algunas preguntas para construir una reseña que incluye los datos personales, la composición familiar, la ocupación, el historial de enfermedades y otros datos que el analista utiliza como punto de partida del proceso.

A veces, el tratamiento comienza inmediatamente después de esta primera entrevista; en otros casos, se requieren varios encuentros previos. Esto depende de cada analista y del compromiso del paciente. Sea como fuere, nos estamos refiriendo a la fase inicial de la terapia, en la que se acuerda la dinámica de trabajo y se regulan los detalles prácticos del tratamiento.

Sin embargo, hay algo más trascendente que lo mencionado: que se establezca un lazo entre el paciente y el terapeuta. Este factor es fundamental: con un buen vínculo, todo lo demás será posible; sin un buen vínculo, será muy difícil que la terapia prospere. En este punto sucede lo mismo que en cualquier otra relación humana importante en nuestra vida: los momentos iniciales son fundantes y ejercerán una enorme influencia en la historia que vendrá.

Lo que la primera entrevista debería ocasionar en nosotros es un cierto alivio, no necesariamente en relación con nuestro motivo de consulta –que necesitará tiempo para ser elaborado– sino en relación con el hallazgo del terapeuta. Cuando se genera una afinidad con el analista surge también una creciente sensación de confianza que constituirá una sólida base para desarrollar la terapia. Igualmente puede ocurrir que, ya en la primera entrevista, el profesional haga intervenciones enlazadas a nuestro conflicto, que también nos proporcionen tranquilidad. Sin embargo lo central en este primer contacto es sentir que fuimos bien atendidos y escuchados, para así definir si dimos con el terapeuta indicado.

Puede pasar que el lugar de atención sea incómodo o que no nos guste, puede ser que hayamos tenido una larga espera previa, que el horario nos haya resultado difícil de cumplir; puede ocurrir que el honorario sea alto o que el lugar geográfico del consultorio o de la institución se encuentre a trasmano. Incluso puede haber una intervención del analista que, por algún motivo, no nos "cierra". Todos estos factores son conversables y superables. De algún modo se pueden atenuar, adaptar o modificar. Lo que no se puede inventar o forzar es la corriente de afecto inicial a nivel personal.

Hay una definición muy linda que dice que la felicidad es saberse en el camino correcto: más allá de las dificultades, el hecho de saber que estamos encaminados ya nos hace sentir mejor. Por otro lado, contar nuestros conflictos produce una sensación de desahogo. Sin embargo, estas sensaciones por sí solas no alcanzan para asegurar que el tratamiento funcionará: algo de la actitud o de las intervenciones del analista tiene que movilizarnos desde el principio. Al salir de la entrevista inicial deberíamos tener ganas de volver.

Hay pacientes que, después del primer encuentro, salen decididos a emprender el tratamiento; otros necesitan más tiempo para tomar esa decisión. De todos modos, este proceso no puede extenderse demasiado. La única excepción en estos casos es cuando el paciente tiene una personalidad dubitativa que lo lleva a vacilar en todos los ámbitos de su vida, incluyendo la terapia.

Puede suceder que el sujeto no se sienta cómodo en la primera entrevista. Tal vez no pueda definir con exactitud las razones de su malestar, pero sabe definitivamente que ese malestar existe. Esto tiene que ver con la inteligencia intuitiva que todos tenemos, que se activa y agudiza ante las situaciones nuevas. El paciente sabe más de lo que cree saber. Y esa sensación debe ser respetada, ante todo, por él mismo.

Si de las primeras entrevistas o sesiones se sale con desilusión, con una gran incertidumbre, desagrado, desconfianza o indiferencia, en suma, si hay incompatibilidad, entonces hay que buscar otro terapeuta, ya que lo que no se da al comienzo del tratamiento es difícil que aparezca después. Nadie está obligado a seguir con el mismo terapeuta si, desde el principio, siente que algo anda mal.

Cuando la primera entrevista se produce luego de tratamientos anteriores, más allá de que hayan sido buenas o malas experiencias, será un factor más que influirá en la entrevista.

Es importante aclarar que la afinidad es un factor totalmente independiente de la experiencia o de la fama del analista. Sentirse mal con un profesional prestigioso de ninguna manera invalida su idoneidad ni tampoco implica que nosotros estamos equivocados en nuestras apreciaciones. El terapeuta puede ser un profesional renombrado de amplia trayectoria y el paciente tener una firme intención de empezar una terapia; aún así, puede suceder que el puente de compatibilidad no se establezca entre ambos. Una situación así simplemente indica que el vínculo no funcionó, sin que eso descalifique a ninguno de los dos miembros de la relación. Es cierto que la recomendación en estos casos cumple un rol fundamental: si alguien de confianza recomienda calurosamente un terapeuta, esto ya inclina la balanza favorablemente para ese vínculo. Sin embargo, tampoco es garantía de que vaya a funcionar. Por otro lado, puede ocurrir que la corriente de confianza surja con un profesional no recomendado, de trayectoria desconocida. Sea como sea, es fundamental que se establezca una relación de afecto.

Por eso, lo más importante es que el paciente esté atento a sus percepciones y focalice el aspecto vincular durante las primeras entrevistas con el profesional.

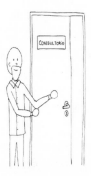

El primer encuentro entre el terapeuta y el paciente
es crucial para el desarrollo del vínculo.

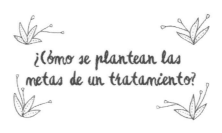

¿Cómo se plantean las metas de un tratamiento?

Existen tres tipos de metas dentro de un tratamiento:

- A corto plazo: La idea es que el paciente salga de cada sesión mejor que como entró. Cuando decimos "mejor", nos referimos a que se produce un mayor esclarecimiento de la situación; aun cuando esta sea dolorosa, al arrojar luz sobre ella el paciente experimenta alivio. Por ejemplo, un paciente con un diagnóstico de cáncer llega por primera vez a la terapia y cuenta que los médicos le han dado solo un 5% de posibilidades de sobrevivir. El trabajo terapéutico puede encauzarse de modo que el paciente salga de la sesión resuelto a ubicarse en ese 5% de casos curados para, incluso, romper las estadísticas a futuro.

- A mediano plazo: La idea primordial es que el paciente logre conectarse con su propio deseo, ver si este es realizable y si realmente lo beneficia, y actuar para concretarlo sin autoboicotearse. Por ejemplo, una persona puede querer enriquecerse rápidamente y para ello inicia sucesivos nuevos negocios, copiando lo que está teniendo éxito en su entorno; sin embargo, tiene un fracaso tras otro. En terapia, ante la pregunta sobre qué hace en su tiempo libre, responde que se distrae dedicándose a hacer asados. La labor terapéutica lo lleva a descubrir que ese es su verdadero deseo. Una vez asumido esto, se capacita y confía en sus posibilidades, haciendo caso omiso a los vaticinios pesimistas de sus familiares. Finalmente abre una parrilla y alcanza, por añadidura, el éxito económico que buscaba. La propuesta es, entonces, que el paciente logre una coherencia entre todos los aspectos de su vida cotidiana, para que esta verdaderamente lo represente.

- A largo plazo: El objetivo es que el paciente logre la mejor versión de sí mismo para cada etapa de su vida. La idea es no competir ni compararse con otros, sino consigo mismo, y ver de qué modo puede autosuperarse en todos los roles que asume: como padre, hijo, amigo, pareja, etcétera. Por ejemplo: un profesor de literatura que, durante años, transmitió a sus alumnos adolescentes el valor de las obras literarias y los ayudó a desarro-

115

llar su escritura, decide escribir una novela. No *necesita* hacerlo: vive bien haciendo lo que le gusta. Sin embargo, siente el deseo de escribir, de ir un paso más allá de lo que siempre hizo.

Otra manera de lograr nuestra mejor versión es investigar el árbol genealógico. En esa búsqueda podemos detectar repeticiones o coincidencias en nuestro grupo familiar que arrojen luz sobre nuestra situación y nos permitan sanar nuestros vínculos, más allá de que el motivo de consulta tenga o no que ver con conflictos de familia.

La idea es intentar lograr una coherencia entre lo que se piensa, se siente, se dice y se hace.

Vemos así que la terapia se manifiesta en distintos niveles, y que estos no son excluyentes entre sí sino complementarios.

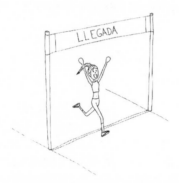

La psicoterapia tiene diferentes alcances.
Todo depende de qué objetivo nos planteamos.

¿Cómo interviene el terapeuta durante las sesiones?

Existen diferentes modalidades de trabajo y todas son respetables. El terapeuta las utiliza combinadas según su necesidad y eficacia.

Una de las más habituales es la **interpretación**: es un enlace, hecho por el terapeuta, entre dos o más elementos del discurso del paciente, que revela un contenido profundo ignorado hasta entonces, y que permite reflexionar sobre él. Es una intervención corta, de alto impacto, que busca movilizar en forma inesperada y novedosa al paciente. Tiene categoría científica porque puede ser fundamentada teóricamente a través del material recabado en las sesiones. Por ejemplo, hacerle ver a un paciente que el vínculo sexual con su pareja se ha deteriorado porque, en vez de tratarla como a un par, la trata como a un hijo.

También se utiliza mucho la **explicación**: consiste en esclarecer una relación causal entre hechos que ha narrado el paciente; por ejemplo, explicar a un paciente que sufre actualmente de violencia doméstica que la raíz de su imposibilidad de salir de la situación es que vivió una violencia similar en su infancia. Es un relato realizado por el terapeuta, que busca poner en palabras una secuencia histórica del analizado. También tiene categoría científica. Otro tipo de explicaciones son aquellas relacionadas directamente con fenómenos psicológicos; por ejemplo, qué actitudes asumen las personas ante un duelo.

Algunos terapeutas introducen además la **opinión**: es una apreciación personal sobre una situación desarrollada por el paciente, quien puede tomarla en cuenta o no, porque su validez es relativa. Esto queda aclarado en el diálogo terapéutico y el paciente puede diferenciarla de una interpretación o una explicación.

La **información** aclara aspectos no psicológicos de la realidad, que pueden servir de guía al paciente. Por ejemplo, a una persona que tiene miedo de viajar en avión porque cree que va a caerse, se le informa acerca del funcionamiento de los aviones para hacerle ver que las posibilidades de que eso suceda son muy reducidas.

Además, el terapeuta suele realizar **analogías** comparando los datos aportados por el paciente con otros, tomados de su experiencia personal o de campos diversos de la realidad humana, para establecer un paralelismo.

Entre muchas otras modalidades de intervención figuran los **ejemplos** (basados en la experiencia profesional y personal del terapeuta), los **esquemas gráficos** (que posibilitan la visualización y que el analista dibuja en el momento, según el tema de la sesión), las **frases célebres** (a veces son tan sintéticas que reemplazan cualquier interpretación o explicación científica), los **elogios** (cuando es justo, el halago es necesario), las **preguntas y repreguntas** (fundamentales en el análisis), las **advertencias** (sirven como una alerta para ayudar a prevenir situaciones traumáticas) y las **recomendaciones** (sugerencias o consejos de acciones a tomar por el paciente; por ejemplo, hacer gimnasia o tomar unas vacaciones).

Por otro lado, el **humor** es también una herramienta muy útil. Cuando es viable (es decir, cuando no hiere la sensibilidad del paciente), puede ser muy eficaz.

Por último, el terapeuta también puede intervenir dando **indicaciones**: por ejemplo, que el paciente elabore su árbol genealógico o que consulte a un nutricionista.

En algunos tipos de tratamientos se realizan técnicas psicodramáticas individuales o grupales durante las sesiones, sean estas presenciales o virtuales. Estas actividades dependen del abordaje teórico del terapeuta, que las coordina dando **consignas** que involucran respuestas verbales y corporales; por ejemplo, en una escenificación.

Además de las intervenciones orales, existen los psicodiagnósticos plasmados en informes escritos que el terapeuta elabora para situaciones específicas (por ejemplo, laborales, pedagógicas, diplomáticas, etcétera).

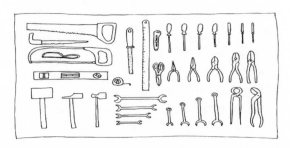

El terapeuta nos ofrece nuevas herramientas para aplicar a problemas no resueltos y así agilizar la solución o buscarla de un modo diferente.

¿Cómo se aborda el pasado en terapia?

El trabajo analítico con el pasado se asemeja al de un detective, donde lo más importante es la pregunta: toda buena pregunta, tanto del analista como del paciente, conduce a una respuesta reveladora. También existen otro tipo de consignas que impulsan la manifestación de los hechos del pasado, como por ejemplo el psicodrama o la psicogenealogía.

¿Qué aspectos se analizan? Todo aquello que tuvo alguna relevancia en la historia del paciente, tanto a nivel positivo como negativo. Esto incluye no solamente grandes acontecimientos, como el nacimiento de un hijo, sino también detalles mínimos como el recuerd del estampado de un mantel. En ese abordaje, a partir del relato, surgen "ramificaciones" en forma de otros eventos, sentimientos o sensaciones del pasado, que también se elaboran.

¿Por qué se trabaja con el pasado? Porque las experiencias vividas, tanto buenas como malas, nos han moldeado y forman parte de nuestro bagaje. Son nuestro mayor tesoro, porque nos definen y nos otorgan identidad. Cada persona es, entonces, el resultado tangible de su pasado.

¿De qué modo se procesa este material? Podemos establecer una analogía con el acto de leer. Si consideramos la historia personal del paciente como una novela, la "lectura" que este haga va a diferir de la que hagan otros "personajes" de esa misma novela; por ejemplo, dos hermanos pueden tener una visión muy distinta de su madre. A la vez, lo que el paciente "lea" de su historia va cambiando a lo largo del tiempo; siguiendo con el ejemplo anterior, la opinión sobre la madre será diferente durante la adolescencia que durante la madurez. La historia personal, como vemos, se "relee" continuamente y, en esa relectura, a través de la terapia, esta novela se va "reescribiendo". Es un proceso dinámico constante.

¿Para qué se utiliza toda esa información en la terapia? Para resignificarla y, a la luz del presente, elegir qué valores, actitudes y costumbres del pasado se conservarán y cuáles no. Este proceso puede compararse con la visión panorámica de un pájaro durante su vuelo: puede apreciar al mismo tiempo el espacio que deja atrás y aquel al que se dirige, para así establecer, desde las alturas, su rumbo.

Del mismo modo, el análisis del pasado conduce al paciente a uno de tres caminos posibles:

Repetir: implica continuar con aquello que resulta valioso de las pautas aprendidas. Por ejemplo, una madre, hija de padres muy lectores, inculca a sus hijos el placer por la lectura que ella aprendió en su infancia.

Modificar: partiendo de lo conocido, elaborar una nueva síntesis. Por ejemplo, en vez de continuar manejando la empresa familiar con los mismos criterios con los que se manejaba su padre, el hijo puede actualizarse e incorporar nuevas tecnologías o procesos que mejoren la base ya existente.

Reinventar: encontrar una manera de crear, sin modelos previos (o buscando modelos que no tengan que ver con lo conocido), una manera de actuar completamente nueva. Por ejemplo, un hijo de un padre abandónico puede convertirse en un padre muy presente para sus propios hijos.

Si bien la terapia nos ayuda a analizar el pasado, hay un momento en el que, una vez elaborado, este debe quedar atrás, del mismo modo en que el pájaro no retrocede en su vuelo. Si no, se convierte en una "cárcel", en el sentido de que nos "encierra" impidiéndonos avanzar.

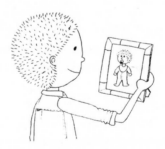

Las experiencias vividas nos otorgan identidad.

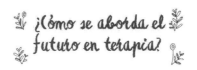

¿Cómo se aborda el futuro en terapia?

Uno de los objetivos de la terapia es descubrir qué es lo que uno desea en la vida, dado que, de ese modo, va a ser más fácil direccionar nuestros pasos para arribar a esa meta. También es importante establecer qué es lo que uno *no* desea, para evitarlo cada vez que se nos presente en nuestro camino. Sabiendo lo que se busca y lo que no, tenemos accesos mucho más directos a nuestras metas.

Esto implica resolver dudas, analizar profundamente nuestras vocaciones, nuestras pasiones, poder visualizar concretamente lo que estamos deseando. El punto de partida es lo que somos hoy, que se compara con un punto de llegada: lo que queremos lograr. El trayecto de un punto a otro es el camino que, entre todos los existentes, elegiremos para arribar. En esto, el papel de la terapia es ayudar a definir de la manera más precisa posible tanto los puntos de partida y de llegada como el camino entre ambos.

Rara vez los deseos se concretan en forma lineal: siempre hay desvíos involuntarios. La terapia colabora para reencauzar al paciente y para que este comprenda que los desvíos no significan que fracasó o que se dio por vencido; por el contrario, son experiencias que permiten ver la situación desde otra perspectiva y "reprogramar" el camino a seguir.

Ahora bien, una vez detectado nuestro deseo debemos hacerlo pasar por diversos "filtros", porque no todo lo que uno desea es factible de ser cumplido. Existen varios impedimentos: la edad (por ejemplo, a los sesenta años ya no podemos plantearnos comenzar una carrera profesional como bailarines de ballet), las capacidades físicas o intelectuales, la situación vivencial, las dificultades económicas o la falta de conocimientos básicos necesarios. Otras razones pueden tener que ver con imperativos morales, porque lo que deseamos no es correcto (por ejemplo, cualquier actitud que constituya un delito, como plagiar, robar, etcétera, o que implique daño físico hacia uno mismo o a los demás).

Existe un tercer grupo de impedimentos que es más sutil: tiene que ver con que aquello que queremos, en el fondo, no nos conviene. No siempre sabemos esto desde el principio: a veces, deseamos cosas que nos conducen a lugares en los que no queremos estar o a situaciones autodestructivas o dañinas para los demás, porque no tomamos en cuenta sus implicancias (por ejemplo, si anhelamos conseguir una pareja que sea muy trabajadora y exitosa, tenemos que aceptar el hecho de que probablemente nos dedique poco tiempo). Se trata del reverso o el "lado B" de lo que deseamos: las consecuencias negativas o indeseadas, que pocas veces se toman en cuenta en el momento de elegir.

Por último, además de estos impedimentos concretos, existen aquellos que nosotros mismos fabricamos, por miedo al fracaso, a la mediocridad, al "qué dirán", etcétera.

Una vez superados todos los impedimentos y filtros, la terapia ayuda al paciente a elegir la manera en que va a llevar a cabo su deseo. Por ejemplo, se puede trabajar sobre las prioridades, sobre los cambios de rumbo sobre la marcha, sobre lo que se descuidó por anteponer esa meta a todo lo demás.

Cuando se logra concretar un deseo, aparecen fenómenos nuevos. Un deseo cumplido da a luz nuevos deseos por cumplir; por ejemplo, alguien que logra hacer su primera presentación con su banda en un recital, va a querer luego hacer una gira por todo el país. Además, pueden aparecer las críticas, el alejamiento de algunas personas por envidia o la obsecuencia de otras por fanatismo o interés. Todas estas consecuencias ignoradas antes e indeseadas después, son parte del futuro que se elabora en la terapia.

Imaginar nuestro futuro también se puede comparar con el vuelo del pájaro que, con su visión panorámica, decide qué camino tomará, teniendo a la vista el destino al que quiere llegar. Pero, al igual que como sucede con el pasado, quedarnos mirando únicamente hacia adelante puede abrumarnos con preocupaciones innecesarias. Por eso, el abordaje del futuro en terapia debe remitirnos siempre al presente.

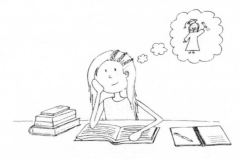

Descubrir qué deseamos en la vida es parte del trabajo terapéutico.

¿Cómo se trabaja el presente en terapia?

Continuando con el ejemplo del pájaro, cuya visión panorámica engloba el espacio del que viene (pasado) y aquel hacia donde se dirige (futuro), hay un momento en que debe buscar su alimento o el material para construir su nido: para ello, debe bajar a tierra y concentrarse únicamente en esa tarea. Este momento, en nuestra analogía, equivale a nuestro presente, donde tenemos que focalizarnos exclusivamente en lo que estamos haciendo.

Hoy en día, esta capacidad de concentrarnos se ve amenazada por dos conjuntos de factores: por un lado las interrupciones, que pueden ser externas (generadas por otros) o propias (cuando nos distraemos). Por otro lado, la demanda constante de tareas simultáneas que debemos realizar también atenta contra nuestra atención focalizada. En nuestro ejemplo, esto equivaldría a que el pájaro dejara de concentrarse en la búsqueda del alimento y, como resultado, sus pichones no pudieran comer.

La terapia nos ayuda a pulir nuestra capacidad de atención en el presente, de tal modo que se convierta en una herramienta útil para cualquier tarea diaria. Una vez aprendida, esta herramienta nos habilita a disfrutar de la actividad que estamos realizando, liberándonos de la carga de nuestro pasado y de las preocupaciones acerca del futuro.

Además, en este enfoque centrado en el presente, es importante saber que se puede abordar cualquier situación cotidiana en terapia, por muy insignificante que parezca: discusiones entre vecinos, problemas al hacer trámites, incomodidades en la convivencia en el hogar, problemas escolares de los hijos, etcétera.

Pasado, presente y futuro son tres dimensiones del tiempo. Cada una de ellas puede ser traumática o liberadora. A veces, el refugio en los momentos felices de nuestro pasado funciona como una "usina de energía positiva" para soportar un presente traumático o encarar un futuro amenazante. Otras veces, es el presente el que nos libera de las cargas dolorosas del pasado y de los temores que rodean nuestro futuro. Otras veces, la huida hacia el futuro es la solución esperanzadora para tolerar un pasado penoso o un presente angustiante.

Es frecuente que nos dejemos llevar, en forma abrumadora, por alguna de estas tres dimensiones temporales. La terapia nos enseña a utilizar la "visión panorámica" y la "bajada a tierra" de nuestro ejemplo como dos herramientas que nos ayudarán a evitarlo y, en cambio, a disfrutar de los aspectos positivos del pasado, del presente y del futuro.

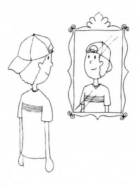

La terapia nos ayuda enfocar mejor nuestra atención en el presente.

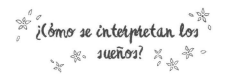

¿Cómo se interpretan los sueños?

Desde tiempos inmemoriales los sueños han producido curiosidad, perplejidad y fascinación en todas las culturas y los pueblos del mundo. A lo largo de la historia han servido como fuente de inspiración en los ámbitos más diversos: en las religiones, en el arte, en la ciencia, en la medicina tradicional y en las disciplinas alternativas. Desde el siglo XIX se sumaron el psicoanálisis y la neurología.

En varios idiomas (castellano, portugués, etcétera) la palabra "sueño" tiene tres significados:

1) El "sueño" en sentido amplio se refiere a las **ilusiones**, a las metas que tenemos en la vida. Simbolizamos con esta palabra nuestras asignaturas pendientes a cumplir, los objetivos que nos vamos trazando (por ejemplo, "Mi sueño es tener una peluquería"). Por el contrario, cuando queremos describir una situación de espanto, también solemos utilizar la palabra opuesta, es decir, "pesadilla", lo cual también sucede en otras lenguas ("Hubo tanto tránsito que el camino a casa fue una pesadilla").

2) El sueño como **descanso**. Aquí nos estamos refiriendo al acto mismo del dormir, una actividad fundamental para conservar el equilibrio psíquico (una de las peores torturas es privar forzosamente a alguien del sueño, lo cual conduce a la locura).

3) El sueño como **actividad onírica**, es decir, la "película" que se despliega en nuestra conciencia mientras dormimos. Desde la Antigüedad, la humanidad ha tratado de encontrar un sentido a los sueños basándose en la creencia de que estos tienen un mensaje secreto que puede ser descifrado. En la Biblia (Génesis 41), cuando José interpreta el sueño del faraón en el que aparecen siete vacas gordas seguidas por siete vacas flacas, él les otorga un significado premonitorio: anuncia que en Egipto habrá siete años de abundancia seguidos por siete años de escasez. Entonces le brinda al monarca una solución práctica muy sensata, que consiste en almacenar alimento durante el primer período para poder sobrellevar el segundo. El faraón le cree a José y cumple la orden, y es así como Egipto se salva de la hambruna.

Cuando el sueño produce un intenso estado de angustia, entonces ya deja de llamarse "sueño" y adquiere otro calificativo: el de pesadilla. En algunos idiomas la palabra cambia completamente, como en español o inglés (sueño/pesadilla - dream/nightmare) y en otros, como el alemán, se le agrega una sílaba que diferencia un concepto del otro (Traum/Alptraum); pero siempre aparece un concepto diferente. Este dato no es menor, porque justamente la vivencia de un sueño respecto a la de una pesadilla es tan tajante, tan opuesta, que amerita usar una designación distinta.

Soñar es una actividad fundamental para nuestra psiquis, ya que nos ayuda a elaborar nuestras vivencias, tanto positivas como negativas. Existen muchos tipos de sueños: algunos nos brindan una respuesta largamente buscada a un problema aparentemente sin salida o nos revelan un dato olvidado; otros (como el del faraón en la Biblia) se llaman *anticipatorios*, porque revelan premoniciones. Puede haber también sueños cuyo contenido coincide o revela en parte algo que está sucediendo simultáneamente en el "mundo real". Los que se repiten con frecuencia se denominan *recurrentes*. Hay sueños en los que aparecen personas queridas ya fallecidas, que producen gran alivio y profunda emoción. Existen también sueños dentro de otros sueños (los famosos "5 minutitos más" típicos de cuando tenemos que despertarnos temprano y soñamos que ya nos vestimos, cuando ni siquiera nos levantamos de la cama). En plena época de exámenes solemos soñar con el contenido de lo que estamos estudiando, de modo que el conocimiento se asienta. Asimismo existen sueños de sensaciones (por ejemplo, musicales o gustativos), sueños en los que aparecen tareas que debemos realizar, sueños en los que se pronuncian palabras en otros idiomas conocidos por el soñante, sueños eróticos, etcétera. También, aunque no son frecuentes, existen los sueños simultáneos o en común: cuando dos personas, al relatarse lo que soñaron, descubren que sus relatos coinciden. Esto suele ocurrirles a los gemelos o mellizos.

A veces se piensa que soñar con algo feo es un mal presagio; pero la mayoría de las veces no es así. También sucede lo contrario: sueños que aparentan ser muy inocentes encierran una verdad traumática. Por ejemplo, una persona puede soñar con la cara de Albert Einstein y cuando va a terapia lo comenta sin entender qué quiere decir. Durante la sesión relaciona el nombre con su significado en alemán, "una piedra". Al percibir esto, se larga a llorar porque lo relaciona con que durante esa semana tuvo la dolorosa tarea de elegir una lápida (una piedra) para un ser querido recientemente fallecido. El sueño, entonces, señala el dolor que esa persona siente ante el duelo. También existen sueños en los que aparece una imagen que en sí no dice nada, hasta que la persona la describe verbalmente y así surge, de golpe, su significado. Por ejemplo, alguien sueña con una biblioteca cuyos estantes, repletos de libros, de golpe se caen. En sesión, el terapeuta le dice: "se te cayó la estantería". Ese dicho popular, que alude a que la vida se convirtió en un caos, es la síntesis exacta que describe lo que le sucede al soñante, que está viviendo una separación traumática.

Con estos ejemplos podemos ver que la interpretación de los sueños nunca es esquemática o lineal, como las tablas que se pueden encontrar en las agencias de quiniela: en ellas, cada elemento se corresponde con un determinado número, de tal modo que si en un sueño aparecen piedras, hay que jugarle al 38; si aparecen caballos, al 24 y así sucesivamente. Lo cierto es que este enfoque es muy diferente del que se utiliza para interpretar los sueños en terapia.

Lo mismo ocurre con muchos diccionarios que se pueden encontrar en Internet, cuyo formato es similar: cada componente del sueño se relaciona con un significado muy específico. Este esquema lineal nada tiene que ver con la interpretación terapéutica.

Si bien en terapia se pueden elaborar las tres acepciones de "sueño", nos abocaremos a la última para explicar cómo se trabaja con los sueños en una sesión. Aquí es importante hacer una aclaración previa: si hablamos de sueños, tenemos que hablar del término "Inconsciente"; si hablamos del Inconsciente, entonces tenemos que hablar del Psicoanálisis; y si mencionamos al Psicoanálisis, indefectiblemente debemos arribar a Sigmund Freud, que fue el primero en elaborar una teoría sobre los sueños, en la que explicó que estos son una manifestación del Inconsciente. ¿Son la única? No, existen muchas otras: el olvido ("No recuerdo el nombre de mi detestable suegra"); el "lapsus linguae", que es cuando nos sale una palabra diferente de la que queríamos decir (por ejemplo, en vez de "me da mucha alegría verte", "me da mucha alergia verte") y los "actos fallidos", o sea las conductas que realizamos en forma involuntaria y totalmente diferentes de las deseadas ("escribí un whatsapp hablando pestes de mi socio y, cuando se lo quise mandar a mi amigo apreté mal y se lo mandé a… mi socio"). Si bien todas esas manifestaciones nos revelan verdades profundas, los sueños son las que contienen más elaboración y material de análisis. ¿Qué significa que sean inconscientes? Que no forman parte de nuestra conciencia, que son involuntarios y (aparentemente) inexplicables. Por ejemplo, un reloj es –en la vida y en nuestra conciencia– un objeto sólido que, sin embargo, en un sueño puede aparecer con forma flexible, como si se tratara de un pañuelo. El sueño toma elementos de la conciencia y los presenta de un modo que nos resulta ilógico, absurdo y extraño. A veces ese contenido puede, en manos de un artista, convertirse en una obra, como hizo Salvador Dalí con su cuadro *La persistencia de la memoria (los relojes blandos)*.

Sigmund Freud, luego de arduas investigaciones, llegó a la conclusión de que el sueño es una realización de deseos. Esto significa que siempre hay algo de nuestros anhelos que se expresa en la imagen del sueño y que, a través de la terapia, podemos develar ese deseo oculto para así acceder a un mayor y mejor autoconocimiento. Él también explica por qué las pesadillas revelan parte de nuestros deseos. Esta idea básica luego fue tomada por sus discípulos, como Carl Gustav Jung, Jacques Lacan y muchos otros.

La idea fundamental de este modo de interpretación es que cada sueño está íntimamente ligado con la persona que lo sueña. Para ejemplificar esta idea, podemos decir que no es lo mismo que un famoso jugador de fútbol sueñe con una pierna, que si ese mismo sueño es soñado por un oficinista, una bailarina, una modelo, un ama de casa, una persona que se desplaza en silla de ruedas o una accidentada que usa temporariamente un yeso. En el caso del jugador de fútbol, de la bailarina y de la modelo, el sueño de la pierna probablemente estará relacionado con su herramienta de trabajo –una parte de su cuerpo– o, tal vez, con el éxito, la exigencia competitiva o la imagen. El oficinista quizás relacione la pierna con su deseo de caminar en contraposición a su trabajo sedentario; para el ama de casa la pierna puede significar simplemente un medio más de locomoción; para el que tiene un yeso provisorio el sueño puede remitirlo a su traumático accidente y para el que se traslada en una silla de ruedas, quizás esté vinculado con las pérdidas definitivas.

Podemos ir más lejos y pensar que el mismo sueño en la misma persona puede significar algo completamente diferente en distintas etapas de su vida. Esto demuestra que el sueño está enlazado profundamente a la persona y al momento que esa persona está atravesando. Por ejemplo, soñar con un embarazo en la adolescencia no es lo mismo que soñarlo en la menopausia. Por eso, desde el enfoque terapéutico psicoanalítico, todas las tablas en las que se vincula un elemento con un significado específico no son válidas y carecen de sentido. Su existencia se debe a nuestra impaciencia y ansiedad por encontrar rápidamente y sin esfuerzo alguno una interpretación; también, a nuestro afán de tener certezas inamovibles. Pero no nos van a ayudar a conocernos mejor a nivel personal. Lo que sí nos puede dar alguna pista es el ambiente geográfico en que vivimos, que siempre ejerce alguna influencia: soñar con agua no puede significar lo mismo para alguien que vive en un desierto que para alguien cuyo pueblo sucumbió bajo una inundación. Además, existe un anclaje de los sueños en los simbolismos relacionados con la cultura en la que vivimos: no es lo mismo si un musulmán sueña con una cruz que si lo hace un cristiano. También hay simbolismos inconscientes que forman parte de nuestro árbol genealógico: por ejemplo, si en nuestra familia se les dio siempre mucho valor a los libros, soñar con una biblioteca va a tener un significado diferente que para alguien en cuyo entorno los libros no son algo tan relevante.

Partiendo de esta base, así como cada sueño ancla en las vivencias personales, también el camino inverso (es decir, su interpretación) debe ser personalizada. Vale la pena hacer el intento de descubrir, con la asistencia de un profesional, qué significa para nosotros cada sueño recordado; revelaremos verdades insospechadas que iluminarán facetas nuestras que aún no comprendemos.

También es interesante señalar que, para ser más precisos, en terapia no se analiza el sueño, sino el *relato* del sueño. Cuántas veces nos levantamos a la mañana, vamos al baño y todavía estamos envueltos en los sucesos soñados. Después nos damos una ducha y, en el momento de vestirnos, resulta que ya nos olvidamos del sueño. A veces es tan fuerte el olvido que al mediodía no podemos siquiera recordar el tema del cual soñamos. Esto es así porque, ni bien nos despertamos, aparece una fuerza que reprime el contenido del sueño, lo empuja hacia el inconsciente, provocando así el olvido. Por eso, para recordar nuestros sueños, es muy útil tener una libreta con una birome a mano, al lado de la cama, como para tomar nota de lo que recordamos al despertar. Ese material posteriormente puede ser analizado en sesión para descubrir su significado. El relato ya es una interpretación parcializada del sueño, con lo cual en realidad algunos elementos se pierden o se olvidan y son, por eso, inabordables.

Por todo esto, podemos concluir que es muy importante la interpretación terapéutica de los sueños. Sin embargo, cabe aclarar que no todas las corrientes los incorporan al análisis ya que, para hacerlo, es necesario incluir en la construcción teórica de la disciplina el concepto de inconsciente, que es propio del psicoanálisis y otras disciplinas derivadas de él.

Una terapia que no hace anclaje en el psicoanálisis se dedica a analizar más específicamente otros fenómenos propios de la conciencia, como por ejemplo la percepción. Esto no significa que, por no analizar los sueños, esa modalidad terapéutica no sea eficaz; simplemente, utiliza otras herramientas de análisis.

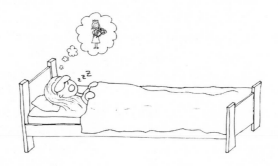

Vale la pena explorar, con la asistencia de un analista, el significado de nuestros sueños; descubriremos verdades reveladoras sobre nuestra psiquis.

¿Cómo se trabaja el cuerpo en terapia?

La mirada con que la psicología aborda el cuerpo es diferente del enfoque de la medicina. Esto es así porque el cuerpo, muchas veces, no obedece únicamente a las leyes orgánicas y se expresa en forma aparentemente anárquica. Pero si nos ponemos a analizar, descubrimos que tiene otra lógica: el cuerpo es el reservorio de nuestras emociones y además conserva la memoria de todas las experiencias vividas. Así como en la piel tenemos cicatrices que son visibles y que dan cuenta de accidentes o cirugías por las que hemos pasado, también existen huellas invisibles que en algún momento pueden llegar a manifestarse.

Podemos comparar nuestro cuerpo con un territorio a partir del cual es posible trazar mapas diferentes. En geografía, un mapa físico o topográfico marca los relieves y accidentes naturales: los ríos, las montañas, las llanuras, etcétera. Un mapa político, en cambio, marca la acción de las personas sobre ese territorio: las ciudades, los pueblos, las rutas, las fronteras. Pueden darse situaciones en las que en un mismo terreno, con las mismas características topográficas y climáticas, se traza una frontera política que determina que, de un lado, los habitantes hablen un idioma y, del otro lado, hablen en otro. Esto significa que los dos mapas marcan características diferentes de ese territorio.

Aplicando este criterio de "dos mapas para un mismo territorio", en nuestro cuerpo conviven el mapa físico que traza la medicina y el mapa psíquico que se dibuja a partir de nuestra historia personal, la cultura y la época en que vivimos, y que es el sustrato de nuestras vivencias individuales y familiares, ya sean racionales, emocionales e intuitivas.

Si bien la psicología toma en cuenta el mapa físico de cada paciente, concentra más su atención en cómo esa persona vivencia su cuerpo. Por ejemplo, una paciente delgada que, sin embargo, se ve gorda, tiene una visión distorsionada de sí misma; esa distorsión quizás provenga de situaciones de su niñez, en las que en su entorno se la calificó de "gorda". A través de la terapia, se busca que esa paciente recupere una imagen real de su cuerpo.

Cuando un paciente está transitando una enfermedad orgánica, transitoria o crónica, terminal o no, la terapia es un excelente complemento para sobrellevar el dolor y los temores que la enfermedad produce, así como para ayudar al paciente a mantener una actitud optimista hacia la evolución de su dolencia. Lo mismo ocurre con las personas con discapacidades.

El abordaje de la psicología sobre el cuerpo no se aplica únicamente en casos de enfermedades. También se ve en situaciones de conflictos de identidad de género: una persona nace con un cuerpo pero crece sintiéndose del género opuesto. Lo que la psicología hace es ayudar a esa persona a tomar conciencia y a asumir su identidad.

El cuerpo de la psicología "habla" desde sus marcas visibles, pero también desde lo inconsciente: así como el ombligo es el testimonio del vínculo prenatal con nuestra madre biológica, también cada marca o cada característica particular de nuestro cuerpo nos remite a una vivencia distinta que siempre se relaciona con lo emocional. Por ejemplo, un paciente que comenta que no le gustan sus manos puede descubrir, a través de la terapia, que su desagrado proviene del parecido con las manos de su padre, con quien tuvo una relación traumática.

Nuestro cuerpo registra, aprende, manifiesta y metaboliza todas nuestras vivencias. A veces, una situación dolorosa desencadena síntomas físicos que de otro modo no hubieran aflorado; por ejemplo, ante una pérdida aparecen problemas endocrinológicos. Otro ejemplo sería el debut sexual de una persona, que es de vital importancia y va a marcar todas sus relaciones posteriores, ya sea en forma positiva o negativa. En este último caso, la terapia puede ayudar a elaborar las situaciones traumáticas para que ese paciente pueda disfrutar su vida sexual.

A veces, durante una terapia, el analista detecta algún indicio físico en su paciente (por ejemplo, una palidez excesiva en una persona que vive sola y cuya familia está lejos, por lo cual se alimenta mal); entonces, puede aconsejarle que visite a un médico clínico para hacerse un chequeo, porque podría tener una anemia. Otro ejemplo pueden ser los síntomas derivados de los trastornos de ansiedad, que suelen requerir, además de la terapia y de la medicación específica para el síntoma físico (como una erupción), una consulta psiquiátrica para administrar psicofármacos. El terapeuta, entonces, hace la derivación al psiquiatra.

Un aspecto que también aborda la psicología es nuestra memoria sensorial inconsciente: cómo nuestro cuerpo registra olores, sabores, sonidos, imágenes y texturas que nos remiten instantáneamente a situaciones que hemos vivido en nuestra infancia. El cuerpo es, entonces, un vehículo para recordar y tramitar nuestra historia.

Es importante saber que no siempre un trastorno físico obedece a las mismas causas psíquicas en todas las personas. Por ejemplo: un desgarro accidental en un gemelo puede materializar en una adolescente la tristeza por una pelea amorosa; en un deportista, puede indicar su temor a fracasar en una competencia; en una bailarina, un autoboicot ante la posibilidad de ganar una beca que implicaría una mudanza a otro país. Por eso es tan importante hacer un estudio personalizado de cada paciente.

Vemos entonces que, a través de la terapia, podemos reinterpretar nuestro mapa físico desde las influencias, conscientes o inconscientes, de nuestro pasado y de nuestro entorno actual (nuestro mapa psíquico). Así como en la geografía de un territorio el mapa topológico y el político se superponen para brindarnos un conocimiento más profundo de ese territorio, el abordaje psico-bio-social de nuestro cuerpo nos ofrece una visión mucho más amplia y nos encamina hacia una mejoría integradora de los síntomas y sus causas.

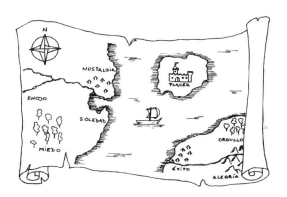

Nuestro cuerpo es un mapa que conserva las huellas de todas nuestras experiencias.

¿Cómo se trata el sexo en terapia?

En todo tratamiento psicoterapéutico prolongado, en algún momento se aborda el tema de la sexualidad, aunque no haya sido el motivo de consulta, porque es una parte fundamental en la vida de una persona. A veces el paciente lo plantea abiertamente; otras es el terapeuta quien, a partir de ciertos indicios, descubre que puede haber algún problema silenciado (por ejemplo, en el análisis de un sueño, en un lapsus verbal o relacionando características de la personalidad).

Incluso en aquellos casos en los que, por decisión propia, se practique el celibato, la terapia puede servir para trabajar sobre las problemáticas asociadas a la abstinencia sexual. Es decir, que el sexo estará presente siempre, aun cuando esté ausente.

Sin embargo, esto no significa que toda terapia esté dominada por la temática sexual. Es importante desterrar el mito de que, en la psicoterapia, todo tiene que ver con el sexo. Pero sí es un tema que es necesario trabajar más allá de la superficie de las prácticas sexuales propiamente dichas.

Es preciso que el paciente se sienta cómodo y deje de lado sus inhibiciones en el ámbito de la terapia, para que esté en absoluta libertad de comentar sus preferencias sexuales.

Sigmund Freud elaboró una teoría abarcativa, profunda y científica de la sexualidad humana en la cultura occidental. También fue el primero que tuvo el coraje de hablar sobre la sexualidad infantil.

Cuando un bebé nace, todo lo que tiene que ver con el placer está apoyado en el instinto de supervivencia y, a la vez, el instinto de supervivencia siempre busca una sensación placentera. El acto de mamar, además de alimentar, genera en el bebé un placer adicional: el del contacto con el cuerpo, la voz y la mirada maternas. La solución a las necesidades físicas (hambre, sueño, frío, calor) está "envuelta" entonces en ese placer, que garantiza la supervivencia: si para el bebé no fuera una delicia comer, no lo haría y, por lo tanto, no sobreviviría. Tiene que haber algo más que la necesidad para que el ser humano se aferre a la vida desde sus primeros días. El placer y el amor funcionan como el "anzuelo" para la supervivencia. Por eso, cuando alguien está deprimido deja de comer o de dormir: porque pierde el placer que le generan estas necesidades.

Al principio de la vida todas las necesidades se reúnen dentro de este tronco común "envuelto" en el placer. Más adelante, a medida que el ser humano crece, cada necesidad toma su rumbo propio en cuanto a su intensidad y la manera de satisfacerse, pero siempre conservan este placer primigenio asociado. Por eso, la idea futurista de una alimentación basada en cápsulas nunca puede prosperar, porque retira por completo el placer asociado al hecho de alimentarse: una cápsula no puede competir con una milanesa a la napolitana.

Otro de los descubrimientos que hizo Freud en relación con la sexualidad es que en la primera infancia no hay distinción entre sexualidad y genitalidad, y es por eso que no aparecen aún las manifestaciones de pudor, las cuales se hacen visibles recién a partir de los 5 años. Desde esa edad, y en relación directa con el comienzo de la escolaridad y otras instancias de socialización, aparecen lo que se llaman "diques psíquicos", que reprimen esta sexualidad/genitalidad infantil durante un tiempo que Freud denominó *período de latencia*; este finaliza cuando el niño llega a la pubertad. Por eso, Freud decía que la pubertad no es el nacimiento de la sexualidad sino su renacimiento.

¿Por qué nos retrotraemos a la primera infancia? Porque muchas características de la sexualidad adulta tienen su origen en este primer período sexual humano y no solamente a partir de la pubertad.

La psicoterapia trabaja no solo con patologías sino también con otras problemáticas, como por ejemplo la identidad de género y su inserción en el entorno social. Este tema suele provocar mucha angustia y culpa, que pueden canalizarse y resolverse en la terapia. Lo trataremos con más profundidad en el capítulo 6 ("¿Puedo elegir analizarme con un hombre o una mujer?").

En la terapia de pareja el tratamiento de la sexualidad es imprescindible: por ejemplo, las parejas que padecen una deserotización por la rutina y el desgaste de la vida cotidiana, pueden recuperar la posibilidad de experimentar nuevas sensaciones. En estos casos el analista les ofrece consignas o sugerencias para que lleven a la práctica y enriquezcan su vínculo sexual, si así lo desean.

Otros motivos de consulta pueden tener que ver con situaciones relacionadas con determinadas etapas de la vida, como la menopausia o el puerperio; por ejemplo, una madre puérpera puede sentir que disminuye su deseo sexual, pero se trata de algo propio de la evolución de su estado, no de una patología. Existen además disfunciones sexuales relacionadas con determinadas enfermedades físicas (como por ejemplo la diabetes) o con el consumo de ciertas sustancias (alcohol o drogas).

Por otro lado existen las patologías sexuales, que sí pueden llegar a ser peligrosas y que tienen un tipo de abordaje muy diferente de las problemáticas anteriores: son las denominadas *parafilias*, tales como el sadismo o la pedofilia. También se aborda en terapia la adicción al sexo, tanto en los vínculos interpersonales como en la satisfacción autoerótica excesiva, cuando obstaculiza la vida laboral, académica, social y afectiva.

Un tema de suma importancia es el de los abusos sexuales a cualquier edad, que pueden dejar traumas muy profundos que solo se elaboran mediante la terapia complementada, a veces, con medicación psiquiátrica.

Otro capítulo importante son las enfermedades de transmisión sexual (VIH, sífilis, HPV). La terapia no solo ayuda a generar conciencia sobre la prevención sino también a sobrellevar la enfermedad y su tratamiento luego del diagnóstico.

La manera en que se vive el sexo en una época o cultura determinada influye en las prácticas sexuales que adoptan las personas. Una familia en la que la sexualidad fue vivida como tabú y reprimida influye en todos sus integrantes y descendientes. Otro ejemplo son las culturas en las que la desnudez es una práctica cotidiana consensuada a nivel familiar. También el acceso a la información relacionada con el sexo depende mucho del entorno en el que crecimos: una persona que no conoce lo suficiente sobre los métodos anticonceptivos o las prácticas sexuales saludables, tal vez tenga más dificultades para disfrutar del sexo. A la inversa, el acceso a numerosos contenidos por medio de las redes, suele generar otro tipo de problemas, ya no por falta de información sino por exceso. Incluso disponiendo de la información, también se producen situaciones de autoboicot basadas en la idea omnipotente de "a mí no me va a pasar": por ejemplo, si bien es casi imposible que hoy en día alguien desconozca la importancia de prevenir las enfermedades de transmisión sexual, la realidad es que muchos no lo hacen. En estos casos la terapia es un ámbito en el que el paciente puede aprender (o reaprender) a cuidarse. El terapeuta funciona entonces como un proveedor de información para que el paciente pueda llevar adelante una vida sexual placentera, en plenitud y con espíritu lúdico.

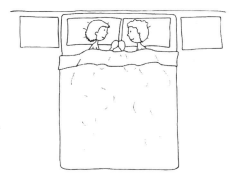

Es importante dejar de lado las inhibiciones y los prejuicios para poder pensar en nuestra sexualidad y en su influencia en nuestra vida.

¿Cómo se elabora la muerte en terapia?

La muerte de un ser querido es uno de los motivos más frecuentes para iniciar una terapia: dejando de lado las catástrofes ambientales (terremotos, tsunamis) o políticas (guerras, genocidios) se la considera la mayor causa de estrés en los individuos. El espacio terapéutico sirve de contención para el desahogo del dolor, para el recuerdo del vínculo con la persona fallecida y para la elaboración tanto de esos recuerdos como de todo lo que quedó pendiente en la relación.

Por otro lado, la muerte de un ser querido nos confronta siempre con la posibilidad de nuestra propia muerte, que es el miedo más profundo del ser humano. Tanto el comienzo como el final de la vida son dos grandes misterios en todas las épocas y culturas; pero la muerte, además, produce la angustia de no saber qué pasará después.

En cada persona el misterio de la muerte se configura de diferente manera por sus creencias religiosas y su cultura; en ese sentido, el terapeuta acompaña y respeta los principios de cada paciente en relación con el tema. La muerte de un ser querido muchas veces afianza esas tradiciones o bien sirve de punto de inflexión para modificarlas o incluso para iniciarlas si antes no se practicaban. Esto guarda una estrecha relación con la manera en que se produjo la muerte: no se asume de la misma manera el fallecimiento de una abuela tras un proceso natural de deterioro físico, que la muerte de un nieto por una bala perdida durante un tiroteo callejero. Ante una tragedia como esta última, las personas pueden cuestionarse creencias que antes estaban profundamente arraigadas.

La psicología ha estudiado el proceso del duelo identificando distintos aspectos. El primero es el *impacto* de la noticia. Este factor sorpresa aparece en todos los casos, incluso en una muerte anunciada, porque siempre existe la esperanza de que esa muerte no se produzca. Al impacto suele seguirle la *negación* ("no lo puedo creer"). También aparecen el *estupor* y el *asombro* ("qué horror"), y la *ira* o *indignación* ("¿cómo puede ser?"). La ira aparece siempre y se tiende a aplacarla, pero en realidad es fundamental poder expresarla, para evitar que implote en el cuerpo y pueda generar enfermedades. En casos de muerte dudosa, la ira está acompañada además de una etapa investigadora ("¿y esto cómo sucedió?"). Otras instancias son el *dolor* ("qué tristeza"), el *cuestionamiento* ("¿se podría haber evitado?") y la *culpa*, que puede relacionarse con la muerte en sí ("si yo hubiera estado ahí, no habría pasado") o con temas no tramitados en el vínculo. Luego se produce una sensación de astenia, como si se viviera "en piloto automático". Durante la terapia se trabaja para ver en qué instancia del duelo se encuentra el paciente, para evitar que quede "anclado" en ella y ayudarlo a avanzar, elaborando todo aquello que perdió con esa pérdida.

Ante la muerte de un ser querido, toda persona se encuentra en un pozo del que debe esforzarse por salir. Puede contar con el apoyo de otras personas de su entorno, y también con la contención terapéutica. Pero en última instancia, es su elección aceptar esa ayuda y, en caso de iniciar una terapia, convertirse en paciente. Es una decisión que a veces tarda en tomarse.

Otro tema derivado de la muerte y que se aborda frecuentemente en terapia es el de las herencias, que se puede considerar en dos aspectos: por un lado, la herencia como acervo, como legado moral o simbólico ("mi padre siempre me enseñó a ser honesto"). Por otro lado, está la herencia como patrimonio, que puede ser tangible (bienes) pero también puede consistir en una tarea o un problema a resolver (por ejemplo, cuando se heredan deudas). Todo lo heredado a nivel material viene acompañado de una valoración afectiva: el bien heredado es la constatación de que esa persona ya no está, y por eso puede producir mucha angustia convertirse en propietario de ese bien: no es un consuelo y no se parece en nada a haber obtenido un bien por el esfuerzo propio, por un regalo o por un golpe de suerte.

Los trámites que implica una muerte, tanto el sepelio como la sucesión, pueden ser muy traumáticos porque son engorrosos, llevan mucho tiempo y pueden desencadenar o profundizar conflictos entre los parientes, sean herederos o no. Estos temas, aunque parezcan alejados de lo afectivo, también se abordan en terapia.

Asimismo, es muy importante analizar el lugar que la persona fallecida ocupaba en la familia y qué ocurre con ese espacio vacante luego de su muerte. Puede suceder que otro miembro de la familia asuma, más o menos conscientemente, el papel del que ya no está. Esto va a repercutir en su propia vida personal. Por eso, en toda terapia se trata también el lugar que el paciente ocupaba antes y el que ocupa luego de la muerte del ser querido. Por ejemplo, ante la muerte de un hijo un paciente tiene que elaborar cómo continúa su rol de padre o madre hacia sus otros hijos. Otro ejemplo: una mujer pierde a su marido, pero a la vez sus hijos pierden a su padre. Si su duelo personal no logra incluir el duelo de los hijos, estará adoptando una actitud narcisista que le impedirá sostenerlos en su orfandad.

Otra forma de duelo es la que se produce ante los abortos espontáneos de embarazos deseados, o bebés que mueren al poco tiempo de nacer. Se trata de situaciones muy traumáticas que, si no son elaboradas, provocan que el bebé que nazca después sea considerado un "hijo de reemplazo". En terapia se trabajan estas situaciones para lograr que los padres comprendan y acepten que ese hijo vivo no sustituye al fallecido. Este abordaje incluye también los abortos provocados, que suelen dejar secuelas no tramitadas.

De esto se derivan otros casos en los que una persona llega para ocupar el lugar de alguien que falleció; por ejemplo, cuando un viudo vuelve a casarse, es importante que se trabaje en terapia la situación para que toda la familia acepte que la nueva mujer no va a reemplazar a la esposa/ madre fallecida, sino que se debe establecer un vínculo completamente nuevo entre todos, sin compararlo con el que existía previamente. En ese sentido, podemos decir que no se puede competir con los muertos.

Hay un dicho en francés que dice que toda despedida es una "pequeña muerte". En este sentido, podemos decir que todo lo que represente un fin genera actitudes y sentimientos muy similares a los que se viven cuando se produce una muerte: por ejemplo, una ruptura amorosa traumática, un exilio o una jubilación indeseada son todas situaciones que se viven como duelos.

Un capítulo aparte se refiere al deseo de morir, que se materializa en intentos de suicidio. Si bien la muerte nos genera miedo, en algunas personas ese miedo se convierte en deseo, porque ven en ella una salida de sus problemas. La psicoterapia aborda los intentos de suicidio de manera específica, generalmente en simultáneo con la psiquiatría.

También existe la negación ante la muerte: el deceso de una persona causa a veces en sus descendientes actitudes tales como no volver a hablar del fallecido, esconder sus fotos o deshacerse rápidamente de sus objetos personales. Es un intento de anular a esa persona y que no queden rastros, como si nunca hubiera existido, con el fin de no sufrir por su ausencia. Sin embargo, siempre va a haber alguien en la familia que en algún momento va a necesitar elaborar el tema. Allí la terapia cumplirá un rol fundamental.

Es muy diferente el duelo por un ser querido que el duelo por alguien detestado, ya sea a nivel social (por ejemplo, cuando fallece un genocida) o a nivel familiar (por ejemplo, ante la muerte de un padre abusador). En ambos casos el dolor se convierte en alivio, pero en el caso del familiar abusador puede suceder que, además, el alivio aparezca mezclado con la culpa por no sentir dolor ante quien, al fin y al cabo, es el padre.

Volviendo al duelo por la muerte de seres queridos, la terapia focalizará el siguiente aspecto: la ausencia física de la persona no implica la disolución del vínculo. Esto significa que la relación con la persona que falleció no se detiene a causa de su muerte. Lacan decía que existe una "segunda muerte": el olvido. Por eso, mientras se siga recordando con una sonrisa a quien ya no está, atesorando los buenos momentos vividos, se seguirá nutriendo el vínculo, que continuará evolucionando en etapas distintas (puede haber momentos de enojo también) y con distinta intensidad.

Desde el punto de vista psicogenealógico, todo el bagaje cultural de la persona fallecida se puede transmitir a las siguientes generaciones, de modo de establecer una conexión que sostenga el vínculo en el tiempo; por ejemplo, dichos, costumbres, "ingredientes secretos" de alguna comida, anécdotas cómicas. Últimamente, la psicogenealogía nos brinda herramientas focalizadas (como las *Psicoescenas*, creadas por el Lic. Tobías Holc) para elaborar el duelo en el marco de una terapia breve. La presencia benigna del recuerdo de quien ya no está se convierte en un pilar que cimenta nuestra existencia y nos acompaña cada vez que lo necesitemos.

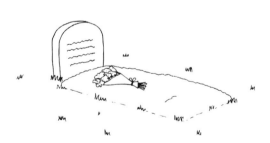

Cada persona enfrenta el misterio de la muerte de manera diferente.
La terapia ayuda a elaborar el duelo.

¿Cómo se trabaja el tema de los antepasados?

En los tratamientos (tanto individuales como grupales o de pareja) y en todas las teorías psicológicas, se ha abordado siempre el tema de los antepasados como un pilar fundamental para entender nuestro presente. Es por eso que, en los últimos años, se ha desarrollado una rama nueva de la psicología denominada *psicogenealogía*, que estudia de una manera más profunda el árbol genealógico de cada paciente.

Françoise Dolto decía que lo que se silencia en una generación, la siguiente lo lleva en el cuerpo. Esto significa que los conflictos no tramitados se van heredando de una generación a otra. Otro de los fenómenos descubiertos por la psicogenealogía es que un secreto presente muchas veces remite a otro ocultado por otras ramas genealógicas anteriores.

La psicogenealogía ha hecho hincapié también en la importancia de las fechas, tanto en la vida individual como en la del grupo familiar. Haciendo un estudio pormenorizado es posible encontrar coincidencias en los aniversarios, los cumpleaños, las fechas de los nacimientos, entre otras. En el marco terapéutico se investigan estas sincronías para detectar las influencias tanto positivas como negativas, y así encontrar explicaciones para determinados estados anímicos: por ejemplo, una súbita e inexplicable tristeza puede tener sentido si miramos el calendario y recordamos hechos familiares de años atrás.

Otro hallazgo de la psicogenealogía es que, así como el árbol genealógico influye "de arriba hacia abajo", también influye "de abajo hacia arriba". Esto significa que lo que les pasa a nuestros descendientes también nos moldea. Por ejemplo, si el hijo de un holandés se casa y tiene hijos con una mujer japonesa, para la familia holandesa todo lo concerniente al Japón de pronto va a adquirir un significado diferente y especial, y de algún modo "convierte" al holandés también en japonés. A la inversa, la rama japonesa de la familia va a recibir la influencia de la cultura holandesa.

También se investigan en psicogenealogía las expectativas de una generación hacia la siguiente, las causas de la repetición de nombres, enfermedades o accidentes en una misma familia, las tradiciones culturales tanto del linaje paterno como del materno, que generan "lealtades invisibles", los cambios de apellidos por migraciones, guerras y persecuciones étnicas, religiosas o políticas. Tanto los nombres como los apellidos indican procedencias geográficas, y al hilvanarlos con los sucesos históricos pueden explicarnos el origen de muchas características de nuestra personalidad y del grupo familiar.

Una de las herramientas básicas de la psicogenealogía es el *genosociograma* (desarrollado por Anne Ancelin Schützenberger), que representa el árbol genealógico del paciente comentado con todas las características históricas y vinculares de las personas que allí aparecen (e incluye también a aquellos con quienes no hay consanguinidad).

Actualmente, con la globalización y la cantidad de viajes que las personas hacen por elección o por razones de fuerza mayor, se produce como nunca antes en la historia de la humanidad un entramado de idiomas, etnias y tradiciones culturales. Esto nos lleva a un "mestizaje" cada vez más amplio.

En todas las familias podemos detectar "héroes" y "villanos". Los primeros se convierten en motivos de orgullo y modelos de identificación, mientras que los segundos muchas veces son ocultados pero, aún así, ejercen su función como referentes negativos. Dentro de un tratamiento se pueden elaborar y superar muchos traumas derivados del árbol genealógico y del lugar que ocupamos en él.

Todos estos fenómenos y muchos más se trabajan en la terapia para entender por qué nos pasa lo que nos pasa y buscar una solución integradora.

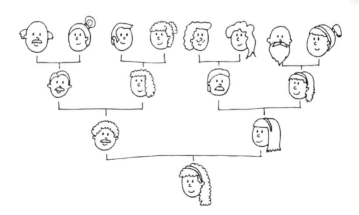

La psicogenealogía nos asiste en la investigación de
nuestro árbol genealógico.

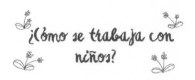

¿Cómo se trabaja con niños?

Todo lo que sucede en una familia repercute en los niños. Cuando los problemas son traumáticos (como separaciones, muertes, violencia familiar, accidentes, migraciones, etcétera), los chicos se ven indefensos y muchas veces adoptan comportamientos disfuncionales como reacción ante estas situaciones.

También se detectan problemáticas dolorosas para los niños en el ámbito escolar, donde pueden ser víctimas o victimarios de situaciones de *bullying*. Por eso, en las terapias de niños, puede ser necesaria la interacción del terapeuta con la escuela.

Algunos de los comportamientos que los chicos adoptan ante las situaciones traumáticas son: aislamiento social, dificultades en el aprendizaje, tristeza, incapacidad de manifestar sus sentimientos, tartamudeo, comportamientos obsesivos, actitudes agresivas, hiperkinesia (tendencia excesiva al movimiento), falta de atención, refugio exagerado en las redes sociales o anorexia.

Todos estos síntomas se expresan más o menos ostensiblemente en el juego. El juego es la actividad más seria para los niños y la más reveladora de su mundo interior. Es por eso que en todo consultorio de terapia infantil encontraremos juguetes, juegos de mesa, muebles especiales. Uno de los abordajes terapéuticos más importantes es la observación del juego. Los psicólogos que se dedican a niños están entrenados para decodificar lo que estos expresan cuando juegan, no solo hablando sino mediante sus gestos y movimientos corporales. Muchas veces los chicos no se atreven o no quieren poner en palabras lo que les sucede, pero esto no significa que no necesiten decirlo, y es en el juego donde, inconscientemente, se filtran contenidos que, con una mirada atenta y especializada, se pueden decodificar. Esta es, entonces, una de las grandes diferencias entre la terapia de niños y la de adultos (individual y algunas grupales).

Asimismo, la producción gráfica de los chicos es muy reveladora. Generalmente, se les pide que dibujen a su familia haciendo alguna actividad. El analista presta atención a características como el tamaño de las figuras, el nivel de detalle con que están dibujadas, su ubicación en la página, la vinculación o separación entre los personajes, la ausencia de alguno de ellos, la presencia de alguien que no es de la familia, el modo en que el niño se dibuja a sí mismo, etcétera. Todos son indicadores de lo que le está sucediendo.

Un punto en común con las terapias de adultos es que también se trabaja con la palabra; el terapeuta adapta su discurso al nivel madurativo del niño para poder involucrarse e involucrarlo en el diálogo.

A nivel diagnóstico, en la terapia de niños siempre se utilizan test (esto no sucede con tanta frecuencia en las terapias de adultos, salvo en casos puntuales como por ejemplo la orientación vocacional y las admisiones laborales). Algunos test son verbales, otros incluyen dibujos. Todas estas técnicas de exploración arrojan resultados que permiten detectar posibles problemas emocionales y también explorar el rendimiento intelectual.

En la terapia infantil se tiene en cuenta fundamentalmente el nivel de maduración del paciente. No es lo mismo tratar a un niño que todavía se expresa en media lengua que a uno que ya está alfabetizado. Un caso aparte son los chicos que presentan retrasos madurativos, síndrome de Down, síndrome de Prader-Willi, autismo u otras patologías: en algunos de estos casos los niños tienen que permanecer internados y la terapia se adapta a sus capacidades y necesidades. En patologías graves, se requiere la interacción con un psiquiatra que administre medicación.

De nada vale el tratamiento de un niño si no se trabaja con su familia. Es por eso que el terapeuta tendrá entrevistas regulares con los adultos a cargo del paciente, para hacer señalamientos que ayuden a elaborar situaciones que solo los adultos pueden resolver y cuya solución es indispensable para que el niño mejore.

Si bien en todo ámbito terapéutico existe el secreto profesional, en la terapia de niños pueden darse situaciones extremas (por ejemplo, abusos) en las que el analista deberá requerir la intervención de otras personas, del entorno inmediato o no (por ejemplo, del ámbito de la justicia). La información que se obtiene en una terapia de niños se maneja de manera diferente a la del adulto. El terapeuta evaluará de qué forma y a quiénes transmitir la información recabada, buscando siempre el bienestar y la protección del niño.

Como en todos los ámbitos de la salud, cuanto más tempranamente se detecte y se trate un problema, más posibilidades habrá de mejoría. Por eso, la terapia de niños tiene un valor preventivo fundamental.

(Asesoramiento: Lic. Teresa Ventura)

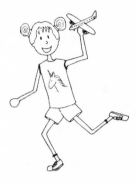

*Mediante el juego, los niños revelan
lo que les ocurre en su mundo interior.*

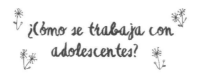

¿Cómo se trabaja con adolescentes?

La adolescencia es una etapa que podemos definir como revolucionaria, en la que aparecen, entre otras, las siguientes características: búsqueda de sí mismo, vínculo con sus pares con una fuerte necesidad de pertenencia a un grupo, necesidad de definirse ideológicamente, fantasías eróticas y románticas, crisis religiosas, dificultad para manejar el tiempo, torpeza física debido al crecimiento acelerado del cuerpo, desarrollo sexual físico, exploración del autoerotismo, descubrimiento de la orientación sexual, contradicciones y fluctuación de la conducta, cambios del estado de ánimo, deseo de definir una vocación, incorporación de modas y costumbres que los alejan de la infancia (música, tatuajes, estilos de ropa, maquillaje, *piercings*, peinados, alimentación, etcétera), elaboración de la imagen corporal (que a veces determina trastornos alimentarios), gran dependencia de las redes sociales, identificación con líderes mediáticos a los que siguen (músicos, artistas), aparición de sentimientos de hostilidad y de culpa. Además, se vive el duelo por el cuerpo del niño y la identidad infantil. Con respecto al vínculo con los padres, se produce una separación progresiva y una mirada más crítica que a veces incluye también a los docentes u otros referentes adultos.

Todos estos cambios hacen que en la adolescencia la terapia sea una herramienta muy útil para transitarlos de manera saludable y reducir el sufrimiento que provocan.

Así como la adolescencia es una etapa de transición entre la niñez y la edad adulta, la terapia con adolescentes incorporará aspectos de la de niños combinados con otros abordajes propios de la de adultos.

Obviamente, un adolescente no va a tener horas de juego, pero sí en cambio puede ser evaluado mediante técnicas de exploración gráficas y verbales. Algunos de estos test apuntarán a aspectos intelectuales y otros a aspectos emocionales.

El consultorio tendrá una ambientación similar a la de los pacientes adultos, porque ningún adolescente se sentirá cómodo rodeado de juguetes. Pero el terapeuta incorporará a la familia o al entorno escolar, tal como sucede en la terapia de niños. No olvidemos que la terapia de adolescentes trabaja también con personas que legalmente son menores de edad.

Las sesiones se basan fundamentalmente en el diálogo, y pueden incluir además consignas que involucren el cuerpo. También se realizan entrevistas con algunos integrantes o con toda la familia. El manejo de la información por parte del terapeuta es personalizado teniendo en cuenta las características de cada caso. En este punto lo fundamental es no traicionar la confianza del adolescente y sostener ese vínculo. Aquí se aplica más que nunca la primera ley fundamental de la salud, que es no empeorar la situación existente. Sin embargo, en casos extremos (como por ejemplo, abusos) el terapeuta se ve en la obligación ética de revelar la información brindada por un adolescente. Pero antes de hacerlo, siempre lo conversará y elaborará con él o ella para seguir sosteniendo el vínculo de confianza, explicándole que se tratará de trabajar para su bienestar y para que se libere de ataduras psicológicas.

El trabajo terapéutico tiene un carácter preventivo muy importante y ayuda a los jóvenes a aliviar los temores que les genera la vida adulta. La terapia contribuye a dejar atrás poco a poco la adolescencia superando la inseguridad, las frustraciones y la baja autoestima y llevándose lo bueno de esta etapa (el ímpetu, la pasión, la autenticidad).

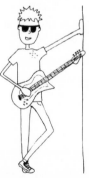

En la adolescencia se incorporan modas y costumbres
que representan un alejamiento de la infancia.

¿Cómo se trabaja con parejas?

En una terapia de pareja no se trabaja sobre toda la historia personal de cada integrante sino que se abordan aquellos aspectos individuales que interfieren en la relación, tanto de manera positiva como negativa. Esto es así porque el foco está puesto en el vínculo entre ambos. Si, por ejemplo, un miembro de la pareja tiene miedo a las arañas, ese aspecto de su personalidad no incide en su vida en común. Pero si en su infancia padeció burlas en el ámbito escolar y por eso tiene una personalidad que le impide participar en eventos sociales con su pareja, esto sí incidirá en la relación.

En la terapia se intenta ver si se puede rescatar la unión de la pareja sobre una base superadora, encontrando nuevas modalidades que eviten repetir viejos errores. Si una de las peleas frecuentes en una pareja era porque uno de sus integrantes siempre llega tarde a todos lados, tratará de corregir su tendencia a la impuntualidad. En este proceso, la idea no es buscar culpables sino que cada cual asuma la responsabilidad que le corresponde. Existe la creencia de que la "culpa" del fracaso de una pareja está repartida 50/50 entre ambos integrantes. Sin embargo, esto rara vez es así; por ejemplo, cuando aparece la violencia física ya no se puede hablar de responsabilidades equitativas: siempre la persona agresiva o manipuladora va a tener la mayor responsabilidad en el conflicto.

Cada pareja tiene su configuración única y hay que analizarla en forma personalizada; no es bueno caer en generalizaciones. Por ejemplo, una pareja que comparte todas sus actividades, no por eso se lleva mejor que si cada uno tuviera espacios y tiempos propios. También vale lo contrario: una pareja que no realiza ninguna actividad en común puede igualmente llevarse muy bien.

En la terapia de pareja se trabaja con el ideal al que aspiran sus integrantes, que tal vez no tenga nada que ver con lo que convencional o socialmente se considera "adecuado". Mientras ambos estén en la misma sintonía, las decisiones sean consensuadas y no hieran a ninguno de los dos, cada pareja puede encontrar su propia "fórmula", cuyos códigos abarcan no solo cuestiones sexuales sino también familiares, económicas, sentimentales, laborales, etcétera. Lo que debe existir siempre es un "pacto de lealtad" mutuo hacia esos códigos acordados, que también van a estar atravesados por la cultura de la que provienen los integrantes de la pareja. Si estos pactos se rompen, es recomendable recurrir a la terapia, para corregirlos o "reescribirlos".

Cuando esto no es posible, la terapia ayuda a que la pareja pueda separarse de un modo menos traumático, especialmente cuando existen hijos en común. En esta fase es muy importante la ayuda terapéutica para establecer, por ejemplo, el régimen de visitas, la cuota alimentaria, las actividades compartidas, etcétera.

Después de un divorcio, la terapia de pareja puede continuar, pero en ese caso el foco de atención abarca especialmente a los hijos. Así como se dice que "cada pareja es un mundo", al separarse también tendrá su propia configuración. Existe un amplio abanico de modalidades entre las parejas separadas. Por ejemplo, las familias ensambladas suelen ser muy inclusivas en cuanto a la incorporación de los hijos de parejas anteriores.

En cuanto a la modalidad de trabajo, la terapia de pareja siempre se inicia con un analista nuevo para los dos integrantes. Esto significa que no puede ser el terapeuta individual de ninguno de ellos. Lo que sí puede suceder es que, una vez terminado el tratamiento de pareja, alguno de los dos continúe atendiéndose con ese analista en forma individual. A las sesiones concurren ambos, juntos; cuando hay hijos, pueden ser incluidos en algunas. En ciertas ocasiones también se pactan sesiones individuales con cada miembro de la pareja. El criterio a seguir lo maneja cada analista.

El enfoque de la terapia de pareja es el mismo que se utiliza para la terapia familiar, en la cual lo importante son los vínculos de todos los miembros de la familia sin que ninguno tenga prioridad: la familia se aborda como un sistema.

Cada caso es único e irrepetible; por eso es tan importante la asistencia del terapeuta, que brindará las herramientas necesarias para cada situación particular.

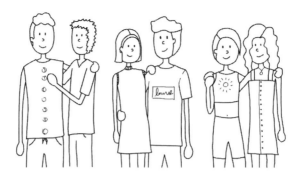

Cada pareja tiene su configuración única; no es bueno caer en generalizaciones.

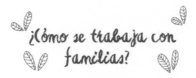

¿Cómo se trabaja con familias?

Al referirnos a la terapia familiar, es preciso hacer una distinción: muchas veces un terapeuta convoca a la familia de un paciente que realiza un tratamiento individual, con el fin de aclarar un tema específico a lo largo de unas pocas sesiones. La terapia familiar, en cambio, es un abordaje diferente: comienza involucrando desde el principio a todos los miembros de la familia, y se trabaja no con un problema de uno de ellos sino con el vínculo entre todos los que estén en condiciones de asistir a la sesión. La idea subyacente (que fue desarrollada por la escuela de terapia sistémica de Palo Alto y su principal referente, Paul Watzlawick) es que la familia funciona como un sistema con sus leyes propias, en el que además aparecen y se repiten patrones nocivos, que son justamente los que se trata de resolver; por ejemplo, el narcisismo de una madre que, en todos los acontecimientos, quiere ser el centro de atención y hacer todo a su antojo, quitando protagonismo a los demás incluso en situaciones en las que claramente debería ocupar un segundo plano, como por ejemplo, la boda de su hija.

Generalmente es un miembro de la familia quien toma conciencia del conflicto y asume el rol de portavoz, por eso es quien primero llega a la consulta, pues tiene clara la necesidad de recurrir a la ayuda psicológica. Como en toda terapia, puede ocurrir que el motivo inicial, una vez elaborado, arroje una visión exactamente opuesta a la que el primer consultante planteó. Pero, aún así, esto se trabajará justamente gracias a que hubo una toma de conciencia de que había un problema. Por ejemplo, un hijo puede llegar a la consulta planteando que recibe un trato desigual de sus padres en comparación con el que reciben sus hermanos, pero tal vez después se descubra en terapia que, en rigor, el consultante tiene celos exagerados hacia sus hermanos. Sin embargo, gracias a la consulta, todo esto se puede elaborar con todo el grupo familiar.

Un capítulo aparte lo constituyen las familias que además llevan adelante una empresa en la que trabajan todos o algunos de sus miembros. Este tipo de familias requiere un abordaje específico, pues en ellas coexisten dos lenguajes diferentes: el del parentesco y el comercial. Muchas veces, ambos lenguajes se mezclan y confunden; por ejemplo, un padre que además es jefe de su hijo puede llegar a tratarlo en su hogar como si allí también fuera su jefe.

Hoy en día, el concepto de familia ha cambiado mucho y se diversifica cada vez más: existen familias nucleares, adoptivas, monoparentales, de parejas del mismo sexo, ensambladas; a su vez, cualquiera de estos tipos de familias pueden surgir de una fertilización asistida, una donación de esperma o de óvulos, o una subrogación de vientre.

En todas ellas es muy importante trabajar el tema de los roles que cada uno ocupa: una abuela puede cumplir funciones de madre, o un hermano mayor ejercer como padre, y esto implica diferenciar el lazo sanguíneo de la función que se cumple en la estructura familiar. Esto puede implicar, también, trabajar situaciones en las que personas que no comparten lazos sanguíneos con la familia desempeñan de todos modos roles importantes en el grupo; por ejemplo, empleadas domésticas, vecinos, amigos, etcétera. Un capítulo aparte lo constituyen las mascotas, que también son consideradas parte de la familia.

Es muy importante analizar en la terapia la distancia afectiva entre los miembros de la familia, que no necesariamente coincide con la distancia geográfica. Puede suceder que existan lazos muy sólidos con parientes que viven en el otro extremo del mundo (algo que hoy en día es mucho más fácil que en otros tiempos, gracias a los avances tecnológicos); a la inversa, es posible que familiares que viven a pocas cuadras de distancia ni siquiera se hablen. La solidez de los lazos se pone a prueba con la distancia física, pero no está condicionada por ella.

Otro aspecto que se tiene en cuenta es la relación que se tuvo con los familiares fallecidos y la manera en que se los recuerda ahora, que puede ser diferente en cada miembro de la familia. Desde la psicogenealogía se propone el trabajo con el árbol genealógico para detectar a los "héroes" y "villanos" de los linajes paterno y materno, así como muchos otros fenómenos (ver "¿Cómo se trabaja el tema de los antepasados?").

Existen analistas que se especializan en terapia familiar. Esta puede tener distintas modalidades: algunas incluyen técnicas corporales y teatralizaciones, como las Constelaciones y las Psicoescenas.

En general las sesiones de terapia familiar involucran consignas que el analista propone, o tareas a realizar entre una sesión y otra. El diálogo siempre está coordinado por el terapeuta, que es quien decide, según la evolución del tratamiento, a qué miembros de la familia reunir.

En todos los casos, la idea de la terapia es optimizar los vínculos, tratando de resolver los conflictos y profundizando los aspectos saludables.

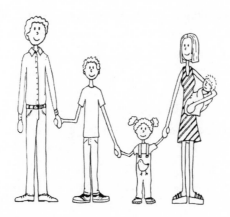

El concepto de familia se amplía y diversifica cada vez más.

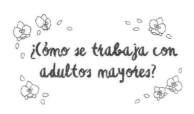

¿Cómo se trabaja con adultos mayores?

El envejecimiento es un fenómeno natural que no debe confundirse con una enfermedad. En cada cultura y época se establece un límite a partir del cual se considera el inicio de la vejez. El avance de la medicina hace que la expectativa de vida se extienda cada vez más, con lo cual hoy en día ya se habla no solo de la "tercera edad" sino de la "cuarta edad".

Existen dos prejuicios relacionados con la vejez, que a su vez se complementan entre sí: por un lado, el de los más jóvenes, que piensan que los ancianos no quieren o no pueden cambiar. Por otro lado, el de los propios ancianos, que piensan: "a esta altura de mi vida, no tiene sentido empezar una terapia". Sin embargo, está comprobado que la terapia puede modificar la mirada respecto del pasado y también las conductas en el presente, y esto se produce incluso a esta edad, siempre y cuando la persona esté dispuesta a hacerlo.

Otros prejuicios asocian a la vejez con características negativas: asexualidad, avaricia, mal carácter, incapacidad de aprendizaje, improductividad, testarudez. Sin embargo, todos aquellos que llegan a la tercera edad con estas características en su personalidad es porque ya las tenían antes. Es decir, no están asociadas a la edad: nadie se vuelve avaro solo porque es viejo. La elaboración de estas cuestiones depende mucho de la personalidad de cada individuo. Si la persona avara hubiese trabajado en una terapia sus tendencias mezquinas, probablemente habría llegado a la vejez con una actitud más generosa.

Un problema al que los ancianos se enfrentan cotidianamente es la desvalorización. Los prejuicios asociados a la vejez hacen que muchas veces reciban un trato peyorativo por parte de las personas más jóvenes, que con frecuencia olvidan que los adultos mayores son sujetos de derecho y, como tales, merecen ser tratados como individuos y no genéricamente como "abuelos". Ser abuelo o abuela es un rol que no todos ejercen en el entorno familiar.

Existe una rama de la psicología llamada psicogerontología, que se enfoca en estas y otras situaciones, como la jubilación, la viudez, el deterioro físico, las enfermedades, el miedo a la muerte, la pérdida de los seres queridos, la soledad. También se trabaja sobre la prevención y atención de accidentes que, cuando se producen en forma repetitiva (por ejemplo, caídas) se consideran un reflejo de la situación general del paciente, más allá de su condición física. El trabajo es interdisciplinario y la terapia apunta a aumentar la creatividad, estimular la comunicación y el entusiasmo por nuevos proyectos, reducir la ansiedad y mejorar la confianza del paciente en sí mismo. El juego, por ejemplo, es mucho más que una diversión: es un elemento que siempre está presente en este tipo de terapias. Existen distintos tipos de juegos que estimulan la memoria, la concentración y trabajan la motricidad.

La terapia también cumple un rol fundamental con pacientes que padecen enfermedades terminales o que les producen un deterioro progresivo e inevitable. La tarea del terapeuta consiste en brindar contención y acompañamiento, tanto al paciente como a sus allegados.

Los psicólogos especializados en la tercera edad atienden en sus propios consultorios, pero también en hospitales, institutos geriátricos y a domicilio. Asimismo, incluyen siempre en su trabajo a los familiares, amigos y vecinos que forman la red de contención del paciente; en esta red también están incluidos los cuidadores especializados, como enfermeras y acompañantes. La dinámica terapéutica incluye consejos o sugerencias prácticas para mejorar la calidad de vida del paciente.

La psicogerontología apunta, en definitiva, a ayudar a los adultos mayores a alcanzar un proceso de envejecimiento óptimo en todos sus aspectos.

(Asesoramiento: Lic. Karina Grabenheimer[4])

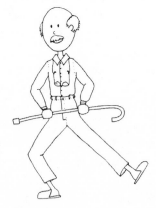

La terapia puede modificar la mirada sobre lo que significa envejecer.

---

4 Licenciada en Psicología (UBA) y en Psicogerontología (UMAI). Prevención y tratamiento de la salud del adulto mayor.

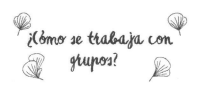

¿Cómo se trabaja con grupos?

El análisis grupal no concibe al individuo como un ser aislado, sino como integrante de una red de interacciones sociales. Por eso, el comportamiento individual puede comprenderse en función de dicha red. El grupo terapéutico funciona como un **instrumento de cambio**: es el contexto dentro del cual se producen los avances individuales. Sin importar la cantidad de integrantes, el discurso que se genera y analiza es uno solo y es la expresión de una **consciencia** y un **inconsciente** grupales. Cada persona transfiere impulsos, pensamientos y sentimientos a cada uno de los otros miembros. Lo que se manifiesta en cada grupo terapéutico es exclusivo de ese grupo y puede ir modificándose en cada sesión, pero aún así será diferente del discurso que se genere en otros grupos.

En el régimen de igualdad que impera en un grupo todos están invitados a dar a la vez que a recibir ayuda. La participación es abierta, pero es el terapeuta quien coordina e interpreta tanto el discurso oral como el lenguaje gestual y corporal.

¿Cómo se constituye un grupo? Se inicia realizando **entrevistas preliminares**. En estas se evalúa si el paciente es candidato para una psicoterapia de grupo. La cantidad habitual de integrantes es de 4 a 8 personas. Principalmente existen dos tipos de grupos de terapia:

Homogéneos: Son aquellos en los cuales se busca que las personas presenten un motivo de consulta similar. Algunos ejemplos de grupos de terapia homogéneos son:

- Apoyo a enfermedades físicas (cáncer, fibromialgia, esclerosis múltiple, etcétera).
- Apoyo a cuadros psíquicos (fobia social, bipolaridad, depresión, trastorno obsesivo compulsivo, etcétera).
- Apoyo para crisis vitales específicas (viudez, adolescencia, nido vacío, soledad, etcétera).
- Apoyo para modificar o desarrollar determinadas conductas (poner límites, manejar la ira, etcétera).
- Apoyo para problemáticas de adicciones, como por ejemplo al tabaco, al juego o a la comida.

- Un caso aparte lo constituyen los grupos de Alcohólicos Anónimos que, a su vez, fueron la base de Narcóticos Anónimos. Estos no están coordinados por profesionales sino por pacientes recuperados. Siempre se apela a un poder superior. El trabajo es más esquemático porque se plantea un programa estricto de 12 pasos que cada integrante va cumpliendo según su propio ritmo.

Heterogéneos: Son aquellos en los cuales los componentes del grupo son diferentes entre sí en varios niveles, como son la edad, procedencia, problemática a tratar, etcétera, dando al grupo una gran diversidad de puntos de vista. No existe un tema aglutinador sobre el cual gira la actividad grupal. Estos grupos son valiosos para aquellas personas que tienen dificultades en sus vínculos con los demás. Por ejemplo, alguien que ejerce el liderazgo en forma autoritaria intentará hacerlo también en el grupo, interrumpiendo a sus compañeros o invalidando sus opiniones. El terapeuta, junto con los demás integrantes, ejercerá un rol regulador de esa actitud en la práctica. Del mismo modo, una persona que ha sido abusada y presenta conductas de sometimiento en otras áreas, en el contexto de la terapia de grupo puede quedarse en silencio o modificar sus opiniones para no contradecir las de los demás. Las intervenciones conducirán a esa persona a detectar y modificar esas conductas, estimulándola a participar con mayor seguridad.

Es posible comenzar con una terapia individual y luego pasar a una grupal, o a la inversa. Sin embargo, no son excluyentes entre sí, sino complementarias: la terapia grupal puede funcionar en forma paralela a un tratamiento individual.

Una vez seleccionadas las personas por su situación problemática similar u otro indicador, los integrantes se suscriben al *contrato analítico*. Al igual que en la terapia individual, este comprende: frecuencia de sesiones, duración del tratamiento, tiempo que dura la sesión, lugar donde se va a realizar el trabajo terapéutico y fijación de honorarios. Pero además, incluye pautas como, por ejemplo, que no se establezcan relaciones entre los integrantes fuera del tratamiento. Si llegaran a producirse, la experiencia debe hablarse: todo lo que suceda fuera del grupo debe volver a él. Es necesario aclarar si el grupo será *cerrado* o *abierto* a la inclusión de nuevos miembros, y si esta característica será permanente o temporaria. También se acordará cómo elaborar la salida de algún miembro, con sesiones de cierre que permitan trabajar la separación o pérdida. Es necesario especificar desde el inicio la confidencialidad, que se extiende a todos los miembros del grupo.

Además de las intervenciones verbales del terapeuta, en la terapia grupal se aplican técnicas específicas. Una de las más conocidas es el **Psicodrama**, en donde se representa una situación vivencial de un paciente con la participación de los otros integrantes del grupo. En los últimos años se agregaron las **Constelaciones** y las **Psicoescenas**. Existen distintas maneras de conducir una de estas escenificaciones: a veces es el terapeuta el que indica qué debe decir cada participante en el rol que le toca actuar, y en otros casos existe mayor libertad para que los pacientes improvisen. Es importante señalar que no solo se escenifican situaciones con personas (vivas o muertas), sino que se pueden "representar" objetos (como una casa familiar), valores o sentimientos (como, por ejemplo, la nacionalidad de un inmigrante).

La idea es que en todos los grupos sus integrantes se expresen con libertad. Se elaboran vivencias del momento, que se despliegan en la dinámica grupal, así como también otras del pasado reciente o lejano de los participantes. El objetivo es que logren un intenso encuentro consigo mismos y con los demás, apuntando a la sanación o a una mejoría.

(Asesoramiento: Lic. Jorge Ceballos[5])

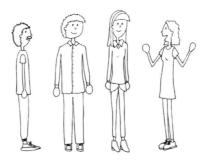

Las técnicas de trabajo con grupos suelen incluir escenificaciones
en las que todos participan.

5 Psicólogo Clínico (UBA), Psicoanalista, Terapeuta Individual y coordinador grupal en tratamientos interdisciplinarios por consumos problemáticos. Especialista en abordajes de toxicomanías y alcoholismo; publicaciones sobre prevención y tratamiento de adicciones.

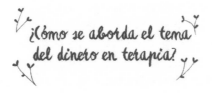

¿Cómo se aborda el tema del dinero en terapia?

El dinero es una variable que aparece asociada a todos los momentos de grandes cambios en la vida: por ejemplo, mudanzas, viajes, emprendimientos laborales o pérdida de un empleo, jubilaciones, inicio de convivencias en pareja, nacimiento de los hijos o de los nietos, división de bienes tras una separación, sucesiones luego de un fallecimiento... En todos estos casos, la terapia puede contribuir a esclarecer la situación, a tomar las decisiones necesarias y a acompañar al paciente y a sus allegados en el proceso.

Muchas personas se resisten a hablar de temas económicos en sesión porque les da pudor mencionar cifras. Sin embargo, es posible conversar estos temas sin necesidad de dar datos precisos ni revelar cuánto se gana o se gasta. El terapeuta no necesita saber esto para ayudar a sus pacientes. Basta con que se hable en porcentajes, o con ejemplos equivalentes.

Otros motivos de consulta relacionados con el dinero son aquellas situaciones imprevistas, indeseadas y trágicas; por ejemplo, un accidente o una enfermedad que generan gastos médicos difíciles de afrontar, una estafa, un robo, una catástrofe ambiental, una quiebra financiera, una crisis económica nacional. Todas estas situaciones generan traumas profundos en muchos aspectos, entre ellos el económico. Al abordarlos en terapia, se trabaja de forma tal que la persona pueda adaptarse a su situación, desbloquearse, buscar ayuda y generar nuevos recursos para recuperarse.

Un tercer grupo de temas lo integran ciertas características específicas de la personalidad que afloran en relación con el dinero. Por ejemplo, se puede perder una fortuna debido a una adicción (al juego, al alcohol, a las drogas) o fracasar en forma serial con emprendimientos cuya raíz es un pensamiento erróneo. La desconfianza excesiva puede paralizar a la hora de asumir riesgos, pues la persona desconfiada siempre teme que otros la estafen. En el extremo opuesto están los que viven del bolsillo ajeno sintiendo indiferencia o desprecio hacia el esfuerzo que realiza el otro. Otras veces, la falta de autoestima provoca bloqueos que impiden defender los derechos económicos. También están aquellos que sienten compulsión por gastar, los que hacen sufrir a los demás con su avaricia o aquellos que solo acumulan el dinero sin llegar nunca a disfrutarlo. Se trata, en resumen, de todos aquellos trastornos derivados del excesivo control o descontrol en el manejo del dinero.

Los temas relacionados con cómo se obtiene el dinero también se abordan en terapia. El análisis es muy útil para generar la autoestima necesaria para salir al mundo a producir ingresos y tener independencia económica; por ejemplo, a los jóvenes que buscan su primer empleo o a las personas que dejaron de trabajar durante mucho tiempo y ahora buscan reinsertarse. También se abordan cuestiones éticas relacionadas con la obtención del dinero (por ejemplo, cuando la fuente de ingresos es de procedencia dudosa).

Además, se trabajan las maneras en que se administra, se gasta, se ahorra o se invierte el dinero: es muy común, por ejemplo, que los descendientes de inmigrantes que llegaron huyendo de la hambruna o de una guerra sean muy cuidadosos con sus gastos. Esto se debe a que traen consigo una tradición muy arraigada de la que es difícil desprenderse, aunque hoy vivan holgadamente.

El dinero puede ser un factor de manipulación, tanto en el ámbito laboral como el familiar: por ejemplo, entre los miembros de una pareja, expareja o entre padres e hijos. A veces el pedido o la entrega de dinero vienen acompañados de una "factura" que implica reproche, desvalorización, reemplazo del afecto o un intercambio injusto (por ejemplo, un padre que, a cambio de pagar los estudios de su hijo, quiere elegirle la carrera); lo mismo sucede con los regalos, cuando traen consigo intenciones coercitivas. Estas situaciones producen heridas psíquicas que la terapia ayuda a sanar.

Vemos entonces que el dinero nunca es solo el dinero: arrastra consigo un sistema de creencias, está anclado en la cultura de nuestros antepasados, revela preferencias, debilidades, culpas, compensaciones y conflictos familiares y personales. Por eso, los temas relacionados con el dinero deben abordarse en terapia.

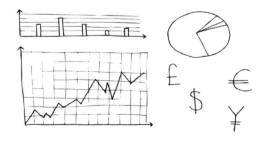

El dinero es más que una moneda de intercambio: la visión que tenemos de él dice mucho sobre cómo somos.

¿Cómo ampara la ley al paciente?

La Ley de Salud Pública N° 26.657, promulgada el 2 de diciembre de 2010, tiene como meta "asegurar el derecho a la protección de la salud mental de todas las personas" y se ajusta a diversos organismos internacionales[6]. Todos los servicios de salud, públicos y privados, deben acatarla.

En esta ley, la salud mental está considerada como un proceso determinado por aspectos históricos, sociales, culturales, biológicos y psicológicos. Sin embargo, no se debe realizar un diagnóstico basándose únicamente en el estatus socioeconómico, en la ideología política, en la etnia, en la religión ni en la identidad sexual de una persona. Tampoco se puede diagnosticar exclusivamente a partir de exigencias familiares o laborales, ni porque un individuo no se adecua a los valores que predominan en su comunidad. Además, si un paciente ya recibió anteriormente un tratamiento o estuvo hospitalizado, esto no constituye una causa única para diagnosticarlo ni, mucho menos, para indicar un nuevo tratamiento.

Preservar y mejorar la salud mental es un derecho humano. En la ley se enumeran todos los derechos que asisten a quienes necesitan, buscan y reciben atención en salud mental. Entre otros, se mencionan: preservar su identidad y genealogía; obtener información adecuada sobre su tratamiento; no padecer discriminación por un trastorno actual o pasado; contar con el acompañamiento de sus afectos; recibir un tratamiento personalizado y tomar decisiones (dentro de sus posibilidades) con respecto a este; ser reconocido siempre como sujeto de derecho; y, sobre todo, el derecho a que su padecimiento no sea considerado un estado inmodificable.

También se promueve en esta ley el trabajo interdisciplinario, en el que intervienen la psicología, la psiquiatría, la medicina, la enfermería, el trabajo social y otras disciplinas.

Con respecto al uso de medicación, la ley indica que debe responder a las necesidades terapéuticas de la persona y no utilizarse nunca como castigo o por conveniencia de terceros.

---

6 Principios de las Naciones Unidas para la Protección de los Enfermos Mentales y para el Mejoramiento de la Atención de Salud Mental; Declaración de Caracas de la Organización Panamericana de la Salud y de la Organización Mundial de la Salud, para la Reestructuración de la Atención Psiquiátrica dentro de los Sistemas Locales de Salud; Principios de Brasilia Rectores para el Desarrollo de la Atención en Salud Mental en las Américas.

En cuanto a las modalidades de tratamiento, la ley promueve las consultas ambulatorias y aconseja que la internación sea el último recurso, solo cuando se compruebe que ofrece más beneficios que las demás alternativas. En caso de recurrir a ella, su duración debe ser lo más breve posible y debe evitar el aislamiento del paciente. Además, si la internación se llega a prolongar, la ley provee la protección de un juez que controla periódicamente la evolución del tratamiento.

La ley ampara también a las niñas y los niños, tanto a quienes realizan terapias ambulatorias como a aquellos que, por tener una discapacidad, deben permanecer internados en instituciones.

Otro aspecto de la relación entre los psicólogos y la ley tiene que ver con la participación de los profesionales en el ámbito jurídico. Existen psicólogos y psiquiatras que además son peritos, es decir que están capacitados y autorizados a realizar pericias penales solicitadas por el Poder Judicial para esclarecer hechos delictivos de toda índole. Algunos también trabajan en las cárceles, tratando directamente con los reclusos.

Por último, cabe aclarar que todo el trabajo relacionado con la salud mental está supervisado por un Órgano de Revisión multidisciplinario, creado por el Ministerio Público de la Defensa y con representantes del Ministerio de Salud de la Nación y de la Secretaría de Derechos Humanos de la Nación, que se ocupa de velar por el cumplimiento de dicha ley.

(Asesoramiento: Lic. Nancy Scocco[7])

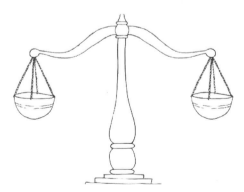

Preservar y mejorar la salud mental es un derecho humano amparado por la ley.

---

7 Licenciada en Psicología, UBA. Miembro Tribunal de Disciplina y Miembro Comisión Forense. Colegio de Psicólogos de la Provincia. Perito Psicóloga Oficial. Suprema Corte de Justicia de la Provincia de Buenos Aires.

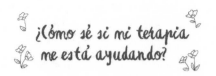

¿Cómo sé si mi terapia me está ayudando?

Para averiguar la respuesta a esta pregunta, podemos plantearnos otras: ¿vemos soluciones prácticas para nuestros problemas, más allá de que nos guste hablar sobre ellos? ¿Cambió nuestro enfoque acerca de lo que nos pasa? Dejando de lado la simpatía que sentimos hacia el analista, ¿vemos alguna evolución interna? ¿Se enriqueció nuestra visión acerca de nuestra historia personal? ¿Podemos reconocer con mayor facilidad nuestros sentimientos? ¿Sentimos que el terapeuta se acuerda de lo que le contamos, se interesa por lo que nos pasa y relaciona lo que le relatamos?

Todas estas preguntas pueden resumirse en una sola: ¿tenemos ganas de ir a la próxima sesión? Si la respuesta es afirmativa, es porque la terapia está funcionando. Si es negativa, prestemos atención al porqué. Generalmente se interpreta el alejamiento no consensuado del paciente como una resistencia hacia el tratamiento o como un escape de una dolorosa realidad. Sin embargo, no siempre es así: puede ocurrir que haya falencias en el terapeuta, en la técnica o en el vínculo con el paciente. Si el analista mira todo el tiempo el reloj, si presta más atención a su celular que a nosotros, si no recuerda nuestra historia, si nos hace sentir que somos un estorbo, si no nos hace ninguna devolución a través de interpretaciones, enlaces o síntesis de lo que le relatamos, si todas las sesiones son extremadamente cortas, si no nos sentimos suficientemente escuchados, si en nuestra vida no se produjo ningún avance concreto, entonces es hora de retirarnos. Cada sesión es una unidad de trabajo que debe marcar una diferencia, de modo que no nos dé lo mismo haber asistido a ella o no.

Hay una salvedad para la cual necesitamos ser sinceros con nosotros mismos: cuando nuestra negativa a continuar deriva del orgullo herido por una interpretación del terapeuta que nos incomodó pero que, en el fondo, sabemos que es correcta. En esos casos, tenemos que hablar en la terapia acerca de ese rechazo que sentimos, para elaborarlo y relacionarlo con otras situaciones semejantes en otros ámbitos de nuestra vida. En realidad, en una terapia que funciona, el paciente puede hablar con su analista de cualquier detalle que le incomode o que no le caiga bien, más allá de si es acertado o no.

En cada sesión el paciente y el analista improvisan sus respectivos discursos, de tal modo que se produce una configuración única e irrepetible. Esto no significa que el proceso sea "mágico" o pase inadvertido para nosotros, sino que tiene un fundamento riguroso y, además, podemos relatarlo porque lo identificamos: nos damos cuenta de los avances. Podríamos comparar esto con un pianista que improvisa: su improvisación es novedosa, pero está respaldada por años de estudio y un profundo conocimiento de la teoría musical.

Otro indicio que confirma el buen funcionamiento de una terapia es que, aun cuando no se asista a sesiones durante mucho tiempo, lo trabajado sigue operando en la persona, de manera que puede reflexionar, ahondar y aplicar lo que elaboró con el terapeuta. Puede suceder que un paciente se contacte después de varios años con su analista para contarle sus logros y para comunicarle que el camino recorrido durante el tratamiento fue el correcto y dio sus frutos.

La continua innovación que se produce durante las sesiones genera una expectativa, tanto en el analista como en el paciente, por continuar el tratamiento, como si fuera el próximo capítulo de una serie. Si no experimentamos ese entusiasmo, entonces algo no funciona en la terapia.

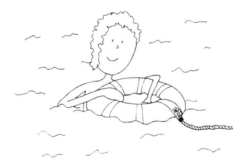

La terapia nos ayuda si nos dejamos ayudar, especialmente en momentos de crisis, pero luego hay que averiguar su origen.

¿Cómo se cura un problema psicológico?

La terapia debe ser multidimensional desde el inicio, abordando diferentes niveles. Esto es así porque todo trastorno psicológico es producto de varias causas entrelazadas, y tiene además su propia evolución.

Pensemos en el paciente, con su historia, como si se tratara de un jardín que va creciendo. La alteración psíquica sería, entonces, una maleza que hay que retirar para no afectar ese crecimiento.

Los síntomas del problema serían las hojas de la maleza: visibles y accesibles. Por ejemplo, un trastorno obsesivo-compulsivo puede manifestarse en la continua necesidad de una persona de comprobar si cerró bien las puertas de su casa.

¿Cuál sería la solución? Existe la posibilidad de trabajar ese síntoma, desestimando su causa. Sería como arrancar únicamente las hojas de la maleza. Se trata de una solución práctica y concreta que prioriza la rapidez. Podemos brindarle al paciente técnicas para sobrellevar el síntoma cada vez que se presenta, como por ejemplo ejercicios de concentración para que, cuando sienta la necesidad compulsiva de verificar si cerró bien las puertas, esté absolutamente focalizado en ese aquí y ahora; luego, técnicas de distracción para alejarse de esa situación y no reincidir. Este es el abordaje que privilegian las terapias que se ocupan únicamente de lo conductual.

Sin embargo, sabemos que esta es una solución temporaria y superficial, porque el follaje volverá a crecer, dado que las raíces permanecen intactas. Resolver únicamente el síntoma hace que este reaparezca a corto plazo. Esto es así porque no estamos enfocándonos en la causa de ese síntoma.

La causa sería la raíz de la maleza, oculta debajo de la tierra y de difícil acceso. En nuestro caso del paciente con el trastorno obsesivo-compulsivo, esa raíz es una falta de autoestima y de confianza en los propios actos.

Pero además, esa causa tiene su propia historia que debemos rastrear: sería la semilla de la cual germina primero la raíz, luego el tallo y las hojas de la maleza. En nuestro ejemplo llegamos a la conclusión de que esta persona tuvo una madre exigente e invasiva, que dudaba permanentemente de su conducta, y un padre ausente que avalaba las actitudes de la madre.

La solución podría ser trabajar con la causa desestimando el síntoma. Sería como podar las raíces sin cortar los tallos ni las hojas, que van a seguir molestando hasta el final del procedimiento. En el ejemplo, se investigarían a fondo las anécdotas de la vida del paciente que representan esta desvalorización continua que ha sufrido, sin dar soluciones prácticas para el aquí y ahora. Las escuelas terapéuticas clásicas tienen este enfoque, que apunta a un trabajo de curación total, aunque este lleve mucho tiempo y el paciente tarde en aliviarse. En estos tratamientos puede suceder que la demora en alcanzar la cura desanime al paciente, que no puede ni debe (des)esperar.

Ambos enfoques fueron abordados por distintas corrientes teóricas muy enemistadas entre sí. Sin embargo, es posible pensar una síntesis superadora que las integre. Tanto el síntoma como su causa son importantísimos y deben ser tratados en forma simultánea e inmediata. En el ejemplo de la maleza, habría que cortar primero las hojas (eliminar los síntomas) y luego, con mayor tranquilidad, extraer sus raíces (abordar las causas). El riesgo, en estos casos, es que el paciente abandone la terapia una vez aliviados los síntomas, sin darse tiempo para elaborar las causas. En este punto, es importante que el terapeuta explique al paciente la necesidad de continuar y completar el proceso terapéutico. Volviendo al caso de la persona con el trastorno obsesivo-compulsivo, este proceso incluiría fortalecer la autoestima dañada en su infancia y sanear sus vínculos familiares, además de ofrecerle mecanismos para afrontar los síntomas.

Vemos así que existen tres historias a tener en cuenta ante un trastorno psicológico: la historia de la persona, la historia del trastorno (que deriva de la anterior) y la historia del tratamiento, con sus propias etapas evolutivas.

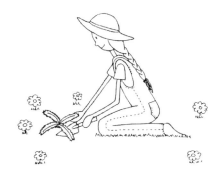

El trastorno psíquico es como la maleza de un jardín.
A través de la escucha se pueden eliminar el síntoma y sus causas.

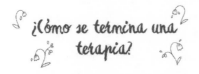

¿Cómo se termina una terapia?

Una terapia termina cuando el paciente está restablecido. Ahora bien, ¿qué significa "estar restablecido"?

En sentido amplio, el autoconocimiento es una tarea que no se termina nunca, con o sin terapia, y siempre es fascinante. Por eso en psicoterapia no existe el alta definitiva, porque siempre se puede seguir explorando y elaborando nuevos aspectos de nuestra historia y personalidad. Además, porque siempre pueden producirse sucesos que requieran volver a consultar a un terapeuta. Por lo tanto, es mejor hablar de "finalización de terapia", que no es lo mismo que "alta".

En la práctica, los analistas le ponen fin a una terapia según diferentes criterios: uno es finalizar cuando se resuelve el motivo inicial de consulta del paciente (por ejemplo, cuando se resuelve una crisis conyugal, ya sea en una separación o en una reconciliación). Sin embargo, existen algunos riesgos, como no haber elaborado las causas profundas que llevaron a esa crisis (por ejemplo, que el paciente ya divorciado vuelva a repetir en una nueva relación las mismas conductas que lo llevaron a separarse). Otro riesgo es que no se trabajen los efectos colaterales de esa resolución (por ejemplo, que este mismo paciente haya resuelto su situación de pareja, pero a costa de un empeoramiento del vínculo con sus hijos).

Por eso es muy importante que, antes de finalizar una terapia, se puedan trabajar tanto las causas profundas como las implicancias o consecuencias del conflicto inicial.

Puede suceder que un paciente deje de concurrir a las sesiones sin haberlo hablado con el terapeuta. En este caso, está abandonando la terapia bajo su propia y exclusiva responsabilidad y esto no puede considerarse como la finalización del tratamiento ni tampoco se puede culpar al terapeuta si el conflicto no se resuelve. Toda terapia requiere, para funcionar, la adherencia del paciente al tratamiento. Termina cuando analista y paciente acuerdan mutuamente que ese es el momento adecuado de darla por finalizada.

Ahora bien, el lugar del paciente queda vigente, de modo que siempre puede volver a consultar a su terapeuta ante un nuevo problema. El retorno puede darse de diferentes maneras:

Retomar: Pasado un tiempo (a veces son años) luego de la finalización del tratamiento, puede producirse un conflicto nuevo disparado por algún hecho inédito que funciona como detonante. En esos casos se vuelve con la misma regularidad que en la primera etapa. Por ejemplo, una paciente cuyo motivo inicial de consulta eran sus ataques de pánico y ya terminó su tratamiento, puede volver, años después, a consultar ante la muerte de un ser querido.

Retornar sin retomar: Este formato ha dado muy buenos resultados y consiste en que si el paciente, pasado algún tiempo (dos años, por ejemplo) quiere volver para elaborar una problemática determinada, se pacta una cantidad de sesiones (seis o siete) en las que se trata ese tema en particular. Es una ayuda puntual, luego de la cual el paciente se retira nuevamente. Esto se puede repetir cuantas veces lo desee. Por ejemplo, un paciente que finalizó una terapia puede volver cuando tiene un problema laboral que puede abordarse en una cantidad limitada de sesiones.

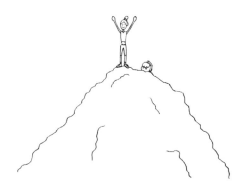

Una terapia termina cuando se resuelve
tanto el motivo inicial de la consulta como sus causas profundas.

CAPÍTULO 5: QUÉ PASA SI

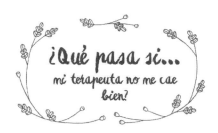

¿Qué pasa si...
mi terapeuta no me cae
bien?

Encontrar un terapeuta con el que nos sintamos cómodos y avancemos en el tratamiento puede convertirse en una verdadera búsqueda. Por eso, una relación terapéutica buena y eficaz es un hallazgo que hay que preservar, como ocurre en cualquier ámbito de la vida.

Si el desagrado hacia el analista surgió y persiste desde el inicio del tratamiento, entonces lo más recomendable es que elijamos otro terapeuta, ya que cuando no existe una afinidad inicial es muy difícil lograrla posteriormente. Si, en cambio, en el comienzo del tratamiento hubo un buen vínculo y luego el rechazo surgió en forma repentina, habría que preguntarse por qué y ver si el malestar fue disparado por alguna intervención del terapeuta. Si es así, hay varias opciones: una de ellas es que una interpretación haya sido dolorosamente cierta y, por eso, nos irrita. Como pacientes, sentimos íntimamente que el analista dio en el blanco. Es importante señalar que esta situación se presenta en todas las terapias, porque el terapeuta a menudo debe hacer interpretaciones desagradables de escuchar. Nuestro rechazo culpa injustamente al mensajero, es decir, al analista, de una verdad nuestra que nos resulta incómodo admitir. Esto puede agravarse si, además, el modo en que el terapeuta se expresó resultó hiriente. Tanto lo que el analista dijo como el modo en que lo dijo son conversables; resulta muy enriquecedor hablar sobre este rechazo para encontrar sus verdaderas raíces y, así, fortalecer el vínculo terapéutico.

Otra situación es aquella en la que no sentimos ninguna resonancia con lo dicho por el terapeuta: no aparece rechazo ni adhesión, simplemente indiferencia. Sentimos que sus interpretaciones no tienen nada que ver con lo que nos pasa. Esto también debe ser conversado en terapia, pero si estas situaciones se presentan con regularidad habrá que plantearse la búsqueda de otro terapeuta, dado que el paciente sabe mucho más de lo que cree saber.

Existe otra posibilidad: después de una fase al comienzo del tratamiento en la que todo lo que el terapeuta dice es bien recibido por el paciente *(transferencia positiva)*, se pasa a otra en la que todo resulta negativo *(transferencia negativa)*. Esto puede suceder, y es un fenómeno propio del tratamiento. Equivale a lo que ocurre en una relación amorosa cuando el "príncipe azul" se convierte en "sapo". Este fenómeno es abordable desde la terapia y resulta muy útil para que el paciente trabaje temas tales como el manejo de la hostilidad, la idealización, la decepción, la aceptación de las falencias de los otros, etcétera.

Cada analista posee su propia modalidad de trabajo: algunos son más afectuosos en su trato y otros son más distantes. El afecto no es suficiente y no garantiza *per se* la idoneidad del analista. También puede suceder que no exista una corriente de simpatía con el terapeuta, pero que todas sus intervenciones sean valiosas y certeras. En estos casos, es importante mantener el vínculo terapéutico porque el criterio fundamental es que la terapia sea eficaz, más allá de que no nos resulte simpático el analista.

Por último, existen situaciones de verdadero maltrato por parte del terapeuta que no tienen que ver con la problemática del paciente y que son injustificables. En estos casos no debemos dudar en cambiar de profesional.

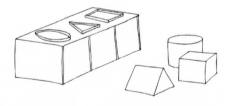

Un buen terapeuta y un paciente con buena disposición no siempre "encajan".

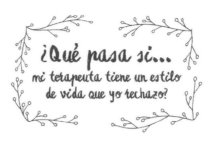

¿Qué pasa si... mi terapeuta tiene un estilo de vida que yo rechazo?

Es comprensible que, cuando vamos al odontólogo, nos fijemos en su dentadura; o que prestemos atención al físico de nuestra profesora de gimnasia. Al hacerlo, buscamos confirmar de algún modo su idoneidad en la disciplina que cada uno ejerce.

En el caso de los psicólogos, así como de otros profesionales especializados en la salud mental y/o espiritual (por ejemplo, profesores de yoga o meditación), lo que solemos examinar "con lupa" es su vida entera: pretendemos que sea "perfecta" en todos sus aspectos, y que su carácter sea equilibrado y esté en armonía permanentemente. Por eso, si en la fila del supermercado nos encontramos con nuestro terapeuta y lo vemos peleándose a los gritos con la cajera, lo juzgaremos más duramente que si se tratara del mecánico que arregla nuestro auto.

Este fenómeno se basa en la identificación: el paciente busca en el analista un "espejo" que le devuelva la imagen de lo que quiere ser y lo toma, entonces, como el modelo final y acabado de aquello a lo que aspira. Es entonces cuando piensa: "Yo quiero ser como mi analista". Allí es donde se produce el error: porque, si bien podemos sentir admiración y afecto hacia nuestro terapeuta, este no debe funcionar como modelo a seguir.

Por otro lado, sería antiético que el terapeuta pretendiera imponer su escala de valores a sus pacientes. En realidad, lo que debe decir es "No te bases en mí, buscá en vos el modelo de lo que querés ser".

Un analista es un librepensador que se capacita para asistir a cada paciente en su modo único y particular de encarar la vida. Aun habiendo coincidencias, la independencia entre los estilos de vida del paciente y del terapeuta debe ser total. Si no fuera así, un analista soltero no podría atender a un paciente con una crisis conyugal; o una psicóloga que disfruta de su maternidad no podría tratar a una mujer que decide no tener hijos.

Así como los terapeutas no juzgan a los pacientes, estos tampoco deben juzgar a los terapeutas. La eficacia de los tratamientos justamente se basa en la no interferencia entre los estilos de vida de ambos porque, además, la terapia es un ámbito de libertad en el que los prejuicios no tienen lugar.

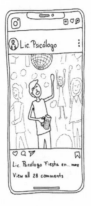

El estilo de vida de un terapeuta no debe utilizarse para juzgar su idoneidad profesional.

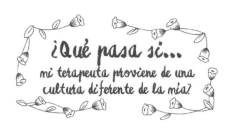

¿Qué pasa si... mi terapeuta proviene de una cultura diferente de la mía?

Hace años, trasladarse de un país a otro no era una práctica habitual. Quienes lo hacían eran por lo general diplomáticos, militares, personas contratadas para trabajar en empresas internacionales, empleados de líneas aéreas (pilotos, azafatas) o estudiantes que obtenían becas de perfeccionamiento o de posgrado.

La globalización ha generado que hoy en día muchas más personas, de todos los sectores sociales y de todos los países, se trasladen. Diversos hechos políticos han favorecido este fenómeno de migraciones masivas, que pueden ser positivas para los migrantes en algunos casos, o bien ser el último recurso de supervivencia para quienes huyen de regímenes totalitarios, de guerras o de situaciones de hambruna.

Quienes se radican en otro país suelen atesorar algunas tradiciones de su lugar de origen. El ejemplo más común es la comida: hoy se tiene acceso a platos típicos de todas partes, tanto en restaurantes como en la circulación de recetas para prepararlos en el hogar o en la importación y exportación de ingredientes. Esto posibilita que en cualquier lugar del mundo se pueda transmitir a las siguientes generaciones de la familia el amor hacia los sabores del país de sus ancestros.

¿Cómo se trabaja en terapia con una persona que se crio en otro régimen político, con otra cultura, otros valores y otras costumbres? ¿O con alguien que, si bien nació en el mismo entorno que su terapeuta, conserva muy arraigadas las tradiciones del país de sus antepasados?

En todas sus intervenciones el terapeuta debe situarse en el marco cultural de su paciente. Si desconoce determinadas costumbres, debe indagarlas con el propio paciente, para poder abordar la problemática desde la mirada de este y guiar el tratamiento. Por ejemplo, una paciente relata que sus padres nunca se casaron y que vivían en la misma ciudad, pero en casas diferentes cercanas al lugar de trabajo de cada uno. Agrega que, al cumplir ella un año de vida, la mandaron a una guardería durante ocho horas diarias. Si el analista lo interpreta desde su propio acervo cultural, puede pensar que esos padres nunca fueron pareja, que estaban separados y que fueron abandónicos con su hija desde que era bebé. Sin embargo, indagando en la historia de la paciente, el terapeuta se entera de que su infancia se desarrolló en el lado oriental del Muro de Berlín durante la época comunista, donde los matrimonios no se casaban y lo habitual era que no vivieran juntos. El trabajo ocupaba un rol fundamental, y el Estado se encargaba del cuidado de los hijos desde temprana edad mientras sus padres trabajaban. La paciente relata que el vínculo entre sus padres era excelente y que vivió una infancia feliz, trasladándose de una casa a la otra y concurriendo primero a la guardería y más tarde a la escuela sin ningún tipo de conflicto.

Es importante que el analista haga también un trabajo de decodificación de su propia cultura para ayudar al paciente: por ejemplo, explicarle algunas costumbres locales que puedan resultarle extrañas. También, a la inversa, advertirle que tal vez algunas de sus actitudes puedan interpretarse aquí de manera diferente de la que espera.

Más allá de todas las diferencias, podemos decir que cuando hay buena voluntad y una lengua en la que ambos se puedan comunicar, todos los abismos y los antagonismos pueden ser tramitados. El vínculo terapéutico puede superar estos escollos si existe buena predisposición de ambas partes.

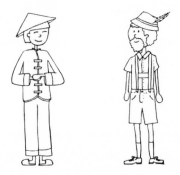

El terapeuta siempre debe ubicarse en el marco cultural de su paciente, aunque sea muy distinto.

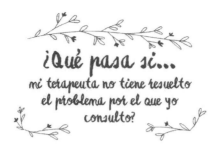

¿Qué pasa si...

mi terapeuta no tiene resuelto el problema por el que yo consulto?

La vida está llena de ejemplos, en todos los ámbitos, de personas que ayudan a otras a hacer aquello que ellas mismas no pueden. En la danza, los profesores guían y estimulan a sus alumnos a realizar lo que ellos hacían antes de retirarse de la actividad y dedicarse a la enseñanza. Incluso los sostienen para que lleguen a lograr proezas que ellos jamás alcanzaron. Esto se ve también en el ámbito del deporte; por ejemplo, muchos grandes directores técnicos de fútbol no se han destacado como jugadores en su carrera profesional, pero tienen gran habilidad para conducir equipos.

A nadie se le ocurre –y con razón– verificar la historia clínica de su médico antes de que este lo atienda. ¿Puede un médico diabético atender a un paciente diabético o con cualquier otra enfermedad orgánica? ¿Puede un endocrinólogo fumador aconsejarle a su paciente que deje el cigarrillo? ¿Puede un traumatólogo rengo atender a un paciente con una fractura de fémur? Por supuesto.

La pregunta entonces es: ¿por qué en psicología creemos necesario que un terapeuta haya superado aquello que nosotros aún no? Porque cometemos el error, muy común, de tomarlo como modelo a seguir en todos los aspectos. El terapeuta no tiene que ocupar el lugar del "deber ser" para su paciente; es más, no debe hacerlo. Tampoco el paciente debe asignarle ese rol, porque tiene que lograr la mejor versión de sí mismo, no la del analista ni la que este le pueda proponer. Por ejemplo, si una terapeuta con buen estado físico atiende a una paciente que tiene problemas para adelgazar, no debe funcionar como "espejo" para que su paciente quiera ser como ella, ni tampoco insistirle para que abuse de las dietas.

La única excepción es el caso de los psicólogos que se analizan o supervisan con otro colega. Es común que un psicólogo tome del profesional con quien se trata algunos criterios teóricos y prácticos que luego aplicará o adaptará en su tarea cotidiana. Aun en estos casos, la identificación es relativa y solamente funciona en aspectos puntuales relacionados con el ejercicio de la profesión.

Otro aspecto a considerar es que las causas de un trastorno pueden ser muy diferentes en cada persona. Por ejemplo, el temor a viajar en ómnibus puede deberse a factores externos (como haber sobrevivido a un grave accidente viajando en uno) o internos (como haber tenido que trasladarse en ómnibus con urgencia debido al fallecimiento de un familiar). En ambos casos, el temor a subirse a un micro es igual, pero la causa es distinta. Además, a veces sucede que aunque la causa sea la misma, la manera de reaccionar difiere de una persona a la otra: por ejemplo, de dos sobrevivientes del accidente ya mencionado, es posible que uno de ellos no desarrolle una fobia a los ómnibus. Por último, también existen personas que, sin haber tenido accidente alguno, igual sienten un temor aparentemente inexplicable a subirse a un micro; este temor puede deberse a algún trauma vivido por un antepasado.

Aplicando todo esto al ámbito de la terapia, el analista puede estar en cualquiera de estas situaciones y, aun así, ayudar a un paciente que esté a su vez también en cualquiera de ellas.

Por último, es importante destacar que siempre es más fácil ver el problema existente en otra persona que en uno mismo. Este fenómeno, sumado a la capacitación y experiencia del analista, lo ayudan a asistir al paciente, más allá de sus conflictos personales.

En suma, en todos los casos, la mirada de quien se analiza no debe estar puesta en el terapeuta sino que debe ser introspectiva, para buscar dentro de sí su propia verdad.

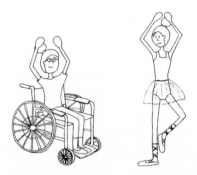

En todos los ámbitos podemos potenciar a otros
para que hagan lo que nosotros nunca pudimos o ya no podemos hacer.

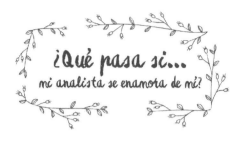

¿Qué pasa si...
mi analista se enamora de mí?

Para responder a esta pregunta, es necesario aclarar desde el principio que nos referimos al enamoramiento como un sentimiento intenso, complejo y profundo, que va más allá del atractivo físico que nos puede despertar una persona, y que no se da todos los días ni con cualquiera. Como en toda relación humana, el enamoramiento puede aparecer en el ámbito terapéutico, pero lo que se haga con ese sentimiento difiere mucho de lo que se puede hacer en otros vínculos profesionales como, por ejemplo, entre dentista y paciente o entre contador y cliente.

Cuando el terapeuta toma conciencia de su enamoramiento, debe supervisar y elaborar el tema en su propia terapia para despejar el panorama. Tiene que investigar qué representa ese paciente en su vida, si está repitiendo alguna historia pasada, si se está boicoteando, si quiere escapar de un malestar en su vida privada, etcétera. Todo esto lo debe hacer sin decirle nada al respecto a su paciente.

Si el sentimiento persiste después de dilucidar estas cuestiones, entonces el terapeuta debe dar por finalizada la terapia con ese paciente, porque ya no tiene la distancia óptima para ayudarlo: quedó distorsionado el eje del vínculo. La ética profesional establece que es esencial proteger al paciente. Por eso, cuando el enamoramiento del analista empieza a interferir, obnubila su posibilidad de ayudarlo. Por ejemplo: si el paciente está en una crisis de pareja, el terapeuta enamorado puede llegar a orientarlo para que se separe cuando, en realidad, no es ese el deseo del paciente sino el suyo.

También desde la ética profesional, es muy importante destacar que dentro del consultorio el terapeuta no debe manifestar de ninguna manera, ni física ni verbal, sus sentimientos hacia su paciente. En todo caso, puede hacerlo fuera de este ámbito, por ejemplo en un encuentro informal en un café si hay consenso, pero siempre después de haber dado por finalizada la terapia y derivado al paciente a otro profesional para que continúe su tratamiento. El espacio del consultorio debe preservarse, tanto para proteger al paciente como para que el analista pueda seguir funcionando como tal.

La continuidad de la terapia es fundamental en estos casos, ya sea con el profesional recomendado por el terapeuta o con otro. El paciente, corresponda o no a los sentimientos de su analista, debe continuar con su tratamiento.

Otra cosa muy distinta del enamoramiento es el cariño. Un terapeuta puede encariñarse de modo diferente con todos y cada uno de los pacientes que atiende, sin distinción alguna. Cada uno incentiva desafíos profesionales distintos y todas las historias le resultan interesantes. En el trabajo terapéutico, lejos de ser un impedimento, el afecto puede ser el vehículo para que el analista trabaje en óptimas condiciones.

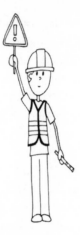

Hay que trazar la línea divisoria entre la terapia y el amor.

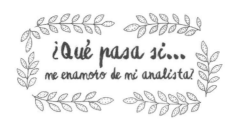

¿Qué pasa si...
me enamoro de mi analista?

A medida que la terapia evoluciona positivamente, crece en el paciente un nivel de confianza y afecto que a veces se mezcla con fascinación y admiración hacia su terapeuta. Al conocerlo solo en el ámbito del consultorio, puede pensar que este se comporta de la misma forma en su vida cotidiana, cosa que no es así.

Además, proyecta sentimientos en la figura del analista, aunque no conozca los detalles de su vida privada. Para el psicoanálisis, la relación entre terapeuta y paciente es asimétrica: el primero no puede ni debe contarle su historia, sus problemas y opiniones personales al segundo. Hoy en día es más difícil sostener esta asimetría, porque Internet y las redes sociales nos permiten averiguar fácilmente información personal sobre nuestro analista.

Existen otras líneas terapéuticas en las que el paciente sí puede enterarse de sucesos de la vida de su analista. Sin embargo, la finalidad de brindar esta información siempre tiene que ser parte del tratamiento. Por ejemplo, para un paciente que fue estafado y siente vergüenza de contarlo, saber que su terapeuta también fue víctima de una estafa le sirve para no sentirse humillado y trabajar la situación con más confianza.

También existen prácticas terapéuticas no convencionales que incluyen una convivencia breve entre analista y pacientes (retiros, jornadas, etcétera); en estos contextos es posible enterarse de los hábitos cotidianos del terapeuta.

Tanto si conoce detalles que le llaman la atención como si los desconoce (y, justamente por eso, estimulan su curiosidad), el paciente puede llegar a idealizar a su analista hasta el punto del enamoramiento.

La admiración es positiva cuando funciona como incentivo para sostener el vínculo terapéutico, porque permite al paciente explayarse sobre todos los ámbitos de su vida y su historia.

Puede suceder, incluso, que el paciente sienta "celos" de otros pacientes recomendados por él mismo, como si el terapeuta fuera de su propiedad, o que no quiera recomendárselo a nadie por sentimientos de posesividad. Estos casos no tienen que ver con un enamoramiento.

Pero a veces el sentimiento de cariño crece, monopoliza y distorsiona la relación. Cuando esto sucede, el paciente solo piensa en el horario en que debe concurrir al consultorio, busca excusas para agregar sesiones innecesarias o quiere prolongar la duración de la sesión para seguir estando con el terapeuta y no para profundizar en sus conflictos. En estos casos hay que focalizar esos sentimientos y procesarlos en la terapia para relacionarlos con la historia del paciente. Se puede llegar, por ejemplo, a la conclusión de que tiene una tendencia a involucrarse en amores imposibles. Si se tramita ese aspecto de su personalidad, se puede despejar el panorama como para que emprenda la búsqueda de un amor posible.

Algo muy diferente ocurre cuando, después de evaluar todos estos factores, el enamoramiento del paciente persiste. Entonces el analista debe dar por terminada la terapia por una sencilla razón: se ha distorsionado el eje del vínculo analítico, al igual que en la situación inversa, cuando un analista se enamora de su paciente. El próximo paso es derivarlo a otro terapeuta para que continúe su tratamiento, que no debe interrumpirse a causa de esta situación. El paciente decidirá si continúa con el analista que se le recomendó o si elige otro.

Si el amor del paciente llegara a ser correspondido, lo que suceda después de finalizada la terapia ya es otro tema: sí o sí debe desarrollarse fuera del consultorio. Es importante que todos estos aspectos se hayan cuidado con respeto, para evitar contaminaciones y sufrimientos innecesarios. Pase lo que pase, no puede existir ningún acercamiento amoroso allí: ni una conversación, ni un beso o una caricia. De este modo se preservan el espacio de trabajo, el rol del analista y la continuidad del tratamiento del paciente.

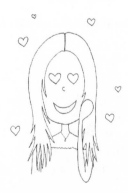

Todos los sentimientos amorosos de un paciente
hacia su terapeuta son material de análisis.

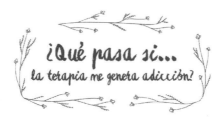

¿Qué pasa si... la terapia me genera adicción?

En la psicoterapia no sucederá nada que el paciente no desee o apruebe; nunca debe menospreciarse su capacidad de criterio y decisión. Es cierto que se crea un vínculo afectivo, de mutuo reconocimiento y de valoración respetuosa. Pero eso no significa que se convierta en una situación de dependencia.

La terapia es una **interdependencia** que tiene como objetivo lograr la **independencia** del paciente. Este debe sentirse libre siempre: al iniciar su tratamiento, durante el mismo y también después. Puede, además, con previo aviso, retirarse cuando quiera de su terapia, con o sin el aval del analista. Si este no está de acuerdo, se lo manifestará y le dará las indicaciones necesarias, pero luego deslindará su responsabilidad sobre los actos posteriores del ahora expaciente.

Si hay una dependencia, dolorosa y humillante, es la existente entre la persona y su dolencia. Esta funciona como un grillete que le impide realizar sus actividades cotidianas. Esta trágica esclavitud queda en evidencia, por ejemplo, cuando un estudiante siente pánico ante la situación de examen; cuando un duelo se vuelve insoluble; cuando aparece el mandato interno de revisar cinco veces la llave de gas para verificar que está cerrada, etcétera. Aunque la limitación del paciente sea invisible para los demás, se convierte en una discapacidad silenciosa, vergonzante y creciente. El proceso terapéutico es el puente entre la prisión (estar sujetado) y la autonomía (ser sujeto), porque libera al paciente del trauma que des-*encadenó* el trastorno. La terapia, entonces, quita el grillete de la dependencia entre el paciente y su dolencia.

Existen tratamientos que se van convirtiendo lentamente en rutinarios y predecibles, en los que no se producen avances significativos ni elaboración profunda de los conflictos y donde la única meta es complacerse mutuamente haciendo de cuenta que se trata de una terapia eficaz. En estos casos el eje del vínculo terapéutico, que debería estar orientado hacia los conflictos del paciente, queda desvirtuado: no es una terapia, sino un "como si". Esto puede suceder cuando un terapeuta con poca experiencia se deja llevar por la personalidad arrolladora de un paciente; o cuando un paciente narcisista convierte el consultorio en un escenario más de su despliegue histriónico. Podemos comparar este tipo de vínculo con el de un matrimonio mal avenido, cuya unión está basada en la mutua conveniencia y no en el amor. En casos así, la adicción del paciente no es a la terapia en sí sino a su deseo vanidoso de escucharse a sí mismo, sin ánimo de cuestionarse nada. Una vez detectado este vínculo anómalo, la terapia debe concluir.

Puede suceder que haya un período durante el tratamiento en el que el paciente necesite imperiosamente aumentar la cantidad de sesiones, y eso no está mal siempre y cuando sea temporario. La idea siempre es que adquiera autonomía en sus decisiones y pueda prescindir poco a poco del terapeuta, al menos en cuanto a los temas que se traten en la terapia.

Existen personas para las cuales el cuestionarse a sí mismas se convierte en una forma de vida (artistas, psicólogos, filósofos), pero eso no significa que sean "adictos a la terapia" sino que esta es una excelente herramienta que, ajustada a sus necesidades, puede resultarles útil durante toda la vida, llegando a incluir también diversas modalidades terapéuticas.

Las personalidades verdaderamente adictivas constituyen un capítulo aparte. Para los pacientes que padecen adicciones (al alcohol, al sexo, a las drogas, a la comida, etcétera) lo que funciona son los grupos terapéuticos, como Alcohólicos Anónimos. Se trata de programas muy pautados y estructurados que se enfocan exclusivamente en la adicción; establecen sesiones diarias, sin excluir feriados, vacaciones ni días festivos, y funcionan gratuitamente en todo el mundo con un mismo patrón en común, de modo que el paciente puede seguir concurriendo incluso estando de viaje, o cambiar de grupo, o ir a varios diferentes a lo largo del día (en tiempos de pandemia, se ha instalado la modalidad virtual en reemplazo de la presencial, un fenómeno que ha llegado para quedarse). Es importante saber que la terapia semanal o quincenal es un complemento que va a enfocarse en otros temas, que no son exclusivamente los de la adicción; por eso mismo, el enfoque es diferente.

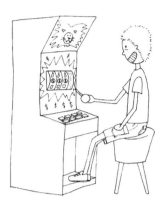

Tal como sucede con el juego, si se instala una conducta adictiva ante la terapia, es necesario trabajarla en las sesiones.

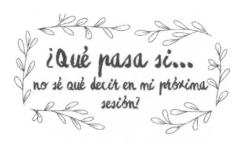

¿Qué pasa si...
no sé qué decir en mi próxima
sesión?

Es claro que, cuando alguien decide iniciar un tratamiento por un motivo de consulta definido (por ejemplo un divorcio, el duelo por un ser querido, etcétera), el monotema de las sesiones será ese. Más adelante, a medida que se profundiza en la terapia, de ese núcleo inicial (o "motivo de consulta manifiesto", en términos de Freud) surgen derivaciones. Siempre aparece al menos un tema nuevo, un descubrimiento que se tramita como segundo motivo (o, como lo definió Freud, "motivo de consulta latente"). Por ejemplo, una persona que comienza una terapia luego de haber sido abandonada por su pareja y no logra elaborar esa pérdida descubre, a lo largo de las sesiones, que esto se relaciona con una pérdida anterior (por ejemplo, la de su padre) y esto le revela una dificultad para manejar estas situaciones de separación.

Es muy común pensar, por lo tanto, que se debe ir siempre a cada sesión con un tema "preparado" para abordar. A veces puede ser la continuación de algo ya hablado, una anécdota nueva sucedida durante el intervalo entre sesiones, un recuerdo o un sueño. Algunas personas, incluso, toman nota de cuestiones que desean tratar y las guardan hasta la siguiente sesión. La idea es que esa previsión les ayude a tener un panorama más claro y a utilizar mejor su tiempo. Todo esto está bien, resulta enriquecedor y contribuye a un avance eficaz en el tratamiento.

Por otro lado, es importante destacar que muchas personas, desde el inicio, van a la terapia sin saber anticipadamente de qué van a hablar y sin embargo, a diferencia de lo que se cree, sus avances son igualmente positivos. Por ejemplo, un estudiante de Psicología que, para poder formarse como terapeuta, debe iniciar una terapia aun cuando no tenga un motivo puntual de consulta.

También es posible que, en un mismo tratamiento, el paciente alterne estas dos modalidades. Por ejemplo, durante unos meses lleva a las sesiones material previamente pensado y más adelante "se deja llevar" por las asociaciones libres que van surgiendo. También en este caso, la eficacia es óptima.

En cualquiera de estas situaciones, lo cierto es que la sesión nunca es como uno la imagina previamente: siempre aparecen sorpresas insospechadas. Por eso, aunque el paciente lo "programe", puede decirse que un tratamiento terapéutico se parece mucho a una aventura, porque nunca se sabe qué puede surgir. Es en este punto, también, donde la terapia se parece más al arte, porque se pone en juego la creatividad para enlazar ideas aparentemente inconexas que, sin embargo, se relacionan entre sí.

Por todo esto, podemos decir que la terapia no culmina cuando al paciente ya no se le ocurren más temas para tratar. Cualquier cuestión propia o ajena, grande o pequeña, pasada o presente, global o individual, puede funcionar como disparador para descubrir situaciones que vale la pena elaborar. Por ejemplo, un paciente descubre al iniciar la sesión que tiene una mancha en su remera y se lamenta por ser tan descuidado. A la pregunta del analista sobre el porqué de esa autovaloración, responde que en su familia siempre fue considerado torpe. Esto a su vez es "la punta del ovillo" que lo lleva a relacionar esta anécdota con otras y a descubrir cuál fue el lugar que ocupó siempre en su familia de origen.

Ir a terapia "con la mente en blanco", lejos de ser un obstáculo, es en cambio otro vehículo más que nos brinda fluidez y espontaneidad para profundizar en nuestro autoconocimiento.

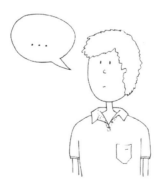

No es necesario saber de antemano sobre qué vamos a hablar en la sesión.

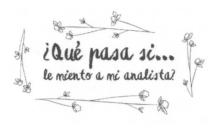

¿Qué pasa si...
le miento a mi analista?

A diferencia de la música, que interpretada en vivo "no miente" (porque no hay manera de tapar o disimular un error o una nota desafinada), con la palabra sucede otra cosa: cualquier frase puede ocultar, distorsionar o mentir.

Freud utilizaba el concepto de *realidad psíquica,* que significa que cada persona ve la realidad a través de su propio marco de referencias; en ese sentido, se podría argumentar que hay tantas verdades como individuos. Sin embargo, dejaremos de lado aquí todo lo relacionado con este enfoque y nos concentraremos en hechos concretos e indiscutibles que no admiten más de una versión; por ejemplo, una adopción o un homicidio. Cualquier distorsión u ocultamiento relacionado con un hecho de esta naturaleza sí es una manipulación de la verdad.

El afán por detectar mentiras es tan antiguo como la humanidad. Los métodos han ido evolucionando a lo largo de los siglos, desde lo más intuitivo hasta los intentos de utilizar la tecnología para ello. Por ejemplo, en el siglo XX se construyó y empezó a utilizar el **polígrafo** (creado por Leonarde Keller en California, en 1938), que supuestamente es un detector de mentiras. La idea es que una mentira siempre está acompañada de una alteración emocional que se manifiesta físicamente en el ritmo cardíaco, en la presión arterial y en la frecuencia respiratoria. Cuando la persona miente, el detector puede registrar estas variaciones. Sin embargo, un psicópata no manifiesta remordimientos, simplemente porque no tiene sentimientos de culpa; por lo tanto, podrá mentir sin presentar alteraciones fisiológicas y el polígrafo lo señalará como inocente. Por otro lado, una persona inocente sí puede ponerse nerviosa por el temor de ser acusada injustamente. En este caso, el veredicto del polígrafo sería "culpable" o, por lo menos, "sospechoso", sin que la persona lo sea.

Por todas estas razones, podemos concluir que no existe una "máquina de la verdad".

Un capítulo aparte lo constituyen las pericias penales. En estos casos se les da participación a peritos psicólogos oficiales de la Suprema Corte de Justicia y a psiquiatras especializados en cuestiones legales que utilizan diversas técnicas de exploración (por ejemplo, test) que arrojan resultados muy esclarecedores y pueden indicar el camino para acceder a información escondida.

Es preciso distinguir las diferentes clases de mentiras. Están las que se refieren a hechos traumáticos o vergonzantes que a la persona le cuesta admitir ante sí misma: son los temas que se negaron o reprimieron. Muchas veces la mentira básica o inicial engendra otras, que pueden ir repitiéndose, incluso durante generaciones. Ocurre entonces que la persona responsable de la mentira termina autoconvenciéndose de esta, y "contagia" a todo su entorno: por ejemplo, una abuela viuda que cría a su nieta como si fuera su hija, haciéndole creer además que su madre biológica es su hermana mayor. Esa mentira involucra a otros miembros de la familia y se proyecta también sobre hechos inexistentes que hay que inventar para sustentarla.

Ante temas muy difíciles de aceptar, y por eso negados, puede suceder que el analista los detecte y, sin embargo, como técnica psicoterapéutica "acepte" temporariamente las mentiras (hace como que las cree) para ir acercándose poco a poco al núcleo de verdad rechazado por el paciente (por ejemplo, ante un abuso sexual silenciado).

No siempre se trata de mentiras; a veces son secretos producto de situaciones de persecución política, ideológica o religiosa, o de temores ante una posible estigmatización social (por ejemplo, alguien que es portador de VIH). En esos casos, es importante que el paciente entre en confianza con el terapeuta, el cual a su vez debe tener la paciencia suficiente como para "esperar" que se devele lo ocultado, porque mentir en terapia es como mentirse a sí mismo, y esto incide negativamente en los resultados del tratamiento.

Dejemos de lado en esta enumeración aquellas mentiras irrelevantes, carentes de importancia y que tienen que ver con cuidar los vínculos para minimizar conflictos (por ejemplo, "llegué tarde a la sesión porque había una manifestación y el colectivo se desvió").

Ahora bien, si la mentira es consciente, malintencionada y tiene como objeto embaucar al terapeuta o averiguar si este puede ser engañado, no es necesario tomarse el trabajo de hacerlo porque, desde ya, la respuesta es sí: todos los que trabajan en el área de la salud pueden ser engañados, especialmente en la primera fase del tratamiento. Y en esto no hay experiencia ni preparación académica que logre impedirlo.

Sin embargo, los terapeutas saben que pueden ser engañados y, con el correr de las sesiones, irán relacionando datos del discurso, de la conducta, del lenguaje corporal y emocional del paciente de modo de encontrar incongruencias a investigar. Existen indicios en la expresión facial o en la postura corporal: una mueca mínima, un leve tartamudeo, una respuesta evasiva, un desliz o error verbal pueden ser señales de un ocultamiento. Estos indicios se pueden verificar tanto en las sesiones presenciales como en la terapia online. Aquí sí la experiencia y la formación del profesional tienen un rol de importancia así como también la intuición y el sentido común que ha podido desarrollar a lo largo de su práctica. Además, cuando el terapeuta detecta vacíos, incoherencias o contradicciones en el discurso del paciente es muy importante que pueda hacer la pregunta precisa.

Cuando el analista logra conocer ciertas características de la personalidad del paciente, puede inferir otras. La idea de tener un diagnóstico psicológico no es estigmatizar sino crear un marco de referencia. Por ejemplo, si el paciente tiene tendencia a ser narcisista, entonces es muy probable que sea una persona que niega sus propios errores, echándole la culpa de sus desgracias al entorno. O si tiene problemas con la ingesta de alcohol, es muy común que a la pregunta de cuánto tomó, tienda a minimizar la cantidad.

Otra manera de detectar datos silenciados es relacionar el discurso del paciente con su historia. Por ejemplo, si una persona continúa bajo la influencia de padres que siempre han mentido, entonces es muy probable que también mienta.

A diferencia de lo que podría pensarse, es muy difícil sostener las mentiras sin fisuras, olvidos ni errores: la mentira misma busca ser descubierta. En la mayoría de los casos se observa una tendencia a traicionarse, a autodelatarse (por ejemplo, una persona infiel que deja indicios que terminan siendo descubiertos por su pareja).

Un capítulo aparte lo constituyen los fabuladores, que tienen una personalidad mitómana; se trata de casos patológicos en los que toda la vida está basada en mentiras muy elaboradas, como si sustituyeran su realidad con una novela. Por ejemplo, una persona que inventa una relación amorosa con alguien que vive en el extranjero y sostiene esa historia ante sus allegados durante un lapso prolongado. Pueden aparecer, asociadas, otras patologías tales como la cleptomanía, que fuerza a la persona a seguir mintiendo para ocultar su tendencia a robar. Para el mitómano, la revelación de sus mentiras no le produce alivio sino todo lo contrario: cuando es descubierto, inventa nuevas mentiras para justificar las anteriores.

Salvo estas excepciones, en todos los casos de contenidos falseados u ocultados, cuando estos se revelan aparece una sensación liberadora.

Incluir el material antes oculto es arrojar luz sobre algo que estaba aislado y que ahora podrá inaugurar una nueva fase integradora en el tratamiento: toda mentira habla de una verdad, porque señala un conflicto a resolver y nos revela parte del deseo del paciente.

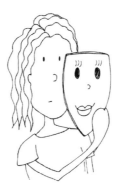

La terapia, a veces, se convierte en una máscara encubridora.

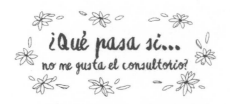

¿Qué pasa si...
no me gusta el consultorio?

Cada terapeuta tiene el consultorio que quiere (según sus posibilidades y sus gustos personales) o el que puede (según las condiciones de la institución en la que trabaja y las de su entorno urbano. Además, cuando comparte el consultorio con colegas o profesionales de otras especialidades, la decoración es neutral y no puede ser modificada).

Sin embargo, todo esto es irrelevante comparado con el elemento esencial: la eficacia del tratamiento. De nada vale un enorme y elegantísimo consultorio si la terapia no da buenos resultados. Por otro lado, se puede tener un consultorio básico, antiestético y mal iluminado, y ofrecer una terapia que funciona maravillosamente. Por ejemplo: en ámbitos públicos, como los hospitales, a veces no se cuenta con la privacidad y la comodidad mínimas necesarias; aún así, se puede lograr una óptima calidad en el proceso terapéutico.

Más allá de los elementos que formen parte del consultorio (diván, escritorio, sillones, sillas, almohadones, etcétera) la decoración habla únicamente del gusto estético del analista, no de su capacidad como profesional. No olvidemos que, en general, los psicólogos priorizan los estímulos auditivos antes que los visuales, para poder concentrar su atención en la escucha del paciente. Este, entonces, no debe dejarse impresionar por la estética del lugar tomando al analista como modelo a imitar, ni tampoco decepcionarse si encuentra un espacio desagradable o incómodo.

El consultorio no debe interferir en el vínculo terapéutico. En el caso de los particulares, lo ideal es que en algún lugar se exponga el título habilitante del profesional.

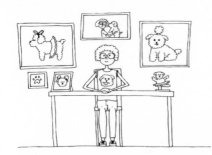

El diseño del consultorio no tiene importancia comparado con la efectividad del tratamiento.

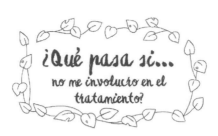

¿Qué pasa si...
no me involucro en el
tratamiento?

Así como cada persona tiene diferentes motivos para empezar a hacer terapia, también cada paciente llega de un modo diferente a su tratamiento; su compromiso va a depender de sus vivencias anteriores. Están aquellos que nunca hicieron un tratamiento pero se acercan porque sienten curiosidad basada en la lectura de textos psicológicos, o los estudiantes de Psicología que se analizan como un requerimiento de su formación académica. Hay también entusiastas que quieren incursionar en un nuevo camino, y están los que se acercan con una confianza total inspirada por la persona que les hizo la recomendación. Otro caso es el de los pacientes que ya han hecho terapia anteriormente y recuerdan la experiencia como muy positiva y enriquecedora.

Pero, por otro lado, están los que comienzan después de un tratamiento que no les dio los resultados que esperaban o necesitaban; los que acuden presionados por su entorno familiar o laboral, o bien los que jamás hicieron terapia ni tuvieron contacto con alguien que lo hiciera, y llegan con una actitud defensiva porque no saben qué esperar. En todos estos casos, es lógico que sientan desconfianza e incredulidad, sentimientos que se perciben hasta en la postura corporal rígida y distante.

Todo esto no tiene importancia ni reduce la eficacia del tratamiento. Cualquier resistencia inicial, sea por el motivo que fuere, es válida y entendible. El terapeuta está (o debería estar) entrenado para aceptar esa actitud y desentrañar los motivos que la causan. De este modo, la resistencia dará lugar, paulatinamente, a la confianza y a la cooperación del paciente.

El problema aparece cuando, en vez de disminuir, la resistencia se cristaliza a lo largo del tratamiento. Esto se manifiesta en distintos grados: hay pacientes que cancelan sesiones reiteradamente, faltan sin aviso, llegan tarde, cuestionan o demoran el pago, etcétera. Todas estas actitudes son muestras obvias de que no se están involucrando y también se deben conversar en sesión para detectar el origen de la resistencia, que puede estar tanto en la vida personal del paciente como en una incomodidad hacia el terapeuta. (Hay que hacer aquí la salvedad de que, en tiempos de pandemia, el tema de la reprogramación de horarios o las llegadas tarde a la sesión se encara con mayor flexibilidad.)

Por otro lado, también hay pacientes que cumplen con todos los requisitos mencionados anteriormente, pero su resistencia se revela en otro aspecto; son, por eso, mucho más difíciles de detectar. Concurren al consultorio, pagan puntualmente pero carecen de compromiso con la labor terapéutica. No es un problema de inteligencia, sino de falta de colaboración: el paciente acepta aparentemente las intervenciones del analista pero, al salir del consultorio, no aplica en su vida cotidiana lo que se ha trabajado. Se escuda así en el tratamiento para poder *decir* que está en terapia y así evitar quejas o reclamos en su entorno familiar o laboral; pero, en el fondo, niega y boicotea su propio tratamiento.

El terapeuta no debe hacerse cómplice de esta actitud manipuladora, sino desenmascararla. Cuando se encuentra ante esta circunstancia, de inmediato informa al paciente que deberá interrumpirse el tratamiento. Se le sugiere que regrese cuando verdaderamente quiera encarar su autoconocimiento y/o resolver su problema. Por lo general el efecto es positivo porque, luego de un tiempo, vuelve con otra actitud.

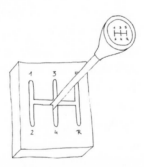

Para que un auto arranque tenemos que "poner primera".
Del mismo modo, para que la terapia funcione, el paciente
tiene que comprometerse durante y entre las sesiones.

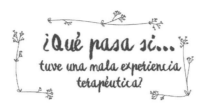

¿Qué pasa si...
tuve una mala experiencia terapéutica?

Cuando hablamos de malas experiencias terapéuticas debemos dejar de lado los tratamientos en los que, por momentos, no hay grandes avances, o aquellos en los que se produce una recaída; en este último caso, cuando el paciente tiene una conducta contraria a lo que se viene trabajando, es capaz de identificarla e informar al analista (por ejemplo, "Volví a tomar alcohol, necesito una sesión más"). De este modo establece una alianza con el terapeuta para seguir abordando su problemática.

Las terapias que no funcionan, en cambio, son aquellas en las que desde el principio no hay ningún avance (o, incluso, el estado del paciente empeora por falta de contención); también, aquellas donde se detecta maltrato por parte del analista (por ejemplo, amenazas o insultos), o cuando se transgrede la ética (por ejemplo, casos de acoso sexual o manipulación financiera, ruptura del secreto profesional, etcétera).

El paciente se da cuenta si su terapia no lo ayuda. Cuando decide hacer una consulta con otro analista, es importante que este preste atención a ese tema, que seguramente será uno de los primeros a tratar en las sesiones.

Todo paciente que vuelve a consultar luego de una mala experiencia tiene la fortaleza y la valentía de brindarse una segunda oportunidad y buscar una alternativa sin juzgar a todos los terapeutas por igual. Asimismo, revela generosidad de su parte al darle al nuevo analista la posibilidad de enmendar errores que nada tienen que ver con la psicología correctamente aplicada.

No es fácil recuperarse de una situación traumática anterior pero, si se tiene la voluntad de superarla, se valora mucho más el hallazgo de un buen terapeuta.

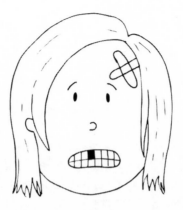

Cuando un paciente se siente maltratado en terapia, siempre puede iniciar un nuevo recorrido que lo conduzca a un tratamiento eficaz.

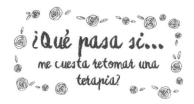

¿Qué pasa si...
me cuesta retomar una terapia?

Es muy común que existan interrupciones en un tratamiento. Algunas son programadas por vacaciones, viajes de estudio, de trabajo u otras actividades laborales que realizan tanto el terapeuta como el paciente. Otros motivos de ausencias con aviso pueden ser una cirugía, una mudanza, un evento importante como una luna de miel, un nacimiento, etcétera.

Los feriados y los paros son un tema aparte porque, si bien la idea es trasladar la sesión a otro momento de esa misma semana, no siempre se puede hallar coincidencia de horarios. Y lo cierto es que los tratamientos se resienten ante la falta de continuidad.

En otras ocasiones la suspensión se debe a causas imprevistas, como por ejemplo una enfermedad propia o de algún allegado, la imposibilidad de acceder al consultorio por un problema de tránsito, un accidente personal o algún inconveniente hogareño (como la rotura de un caño de agua), que impiden que el terapeuta o el paciente puedan llegar a la sesión. A veces hay impedimentos en el edificio donde se encuentra el consultorio (por ejemplo, que no funcione el ascensor), con lo cual hay que cancelar todos los turnos de ese día. En las terapias online, el problema puede ser una falla en la conectividad del paciente y/o del analista.

Hay veces en que las causas sorpresivas son positivas, por ejemplo, una visita inesperada de un ser querido, alguna anhelada operación inmobiliaria que se concreta. También pueden darse equivocaciones de agenda, olvidos o retrasos que hacen que no tenga sentido que se produzca el encuentro. Hay determinadas situaciones que nos da vergüenza admitir, como haberse quedado dormido o haber priorizado un encuentro amoroso, que generalmente enmascaramos bajo otra excusa socialmente más aceptable. En este punto es importante saber que siempre se le puede decir la verdad al terapeuta, no solo porque este sabe comprender sino porque, además, valora la confianza y la franqueza.

Todos estos ejemplos son interrupciones justificadas de un tratamiento, y no implican que este no esté funcionando. Aún así, puede ocurrir que tras varias interrupciones al paciente le cueste retomar y termine alejándose de la terapia.

El inconveniente con estos alejamientos no consensuados es que cuando, más adelante, el paciente sienta deseos de volver, pensará que no tiene derecho de hacerlo o temerá recibir reproches del analista. Aparecerán entonces sentimientos de culpa, que no deberían impedir el retorno. Por ejemplo: una persona consulta por tener problemas laborales y, luego de mejorar en la terapia, abandona unilateralmente el tratamiento. Pasado un tiempo, tiene otro problema (por ejemplo de pareja), pero se siente impedido para volver a la consulta aunque haya estado conforme con el desarrollo terapéutico anterior.

El alta también puede ser otro freno porque además, en estos casos, el paciente piensa que si retoma terapia lo tendrá que hacer con la misma intensidad, frecuencia y duración que en el período anterior. Esto no es así: el paciente puede conversar cada punto con el terapeuta para fijar nuevas modalidades.

También existe el temor de que, aparte del nuevo motivo de consulta, al retomar terapia se descubran nuevos problemas insospechados, con lo cual es preciso tener la valentía de afrontarlos.

Otro de los motivos por los cuales se hace engorroso retomar el tratamiento con el terapeuta anterior es no haber cumplido con lo acordado durante las sesiones.

Es importante saber que el paciente siempre tiene la posibilidad de volver. Su lugar queda intacto y el profesional está entrenado para elaborar este tipo de situaciones. Si el deseo es volver porque en su momento la terapia fue eficaz, no hay que dudarlo: porque cuando se establece un vínculo terapéutico sólido y reparador, es muy bueno saber que se puede recurrir a él nuevamente, aun habiendo "huido" del tratamiento previo.

Existe un caso muy especial que resulta ser la situación más difícil a superar: cuando el terapeuta fallece en forma súbita en medio de un tratamiento que funcionaba armónicamente. En estos casos, el paciente debería sí o sí buscar otro analista con el cual elaborar lo sucedido. Sin embargo, es común que aparezcan grandes resistencias y que al paciente le cueste conectarse en forma positiva con el nuevo terapeuta: permanentemente hará comparaciones entre este y el fallecido. Y es sabido que es imposible competir con alguien que ya no está. Es casi una "terapia de a tres", porque el nombre del terapeuta fallecido siempre aparece en la primera etapa del tratamiento, debido a un conflicto de lealtad. En estos casos, paciente y analista deben armarse de mucha paciencia: no solo hay que elaborar el duelo sino que, poco a poco, debe establecerse una alianza. Si en ambos existe el deseo y la voluntad de disolver estas dificultades, la nueva relación terapéutica puede ser muy reparadora.

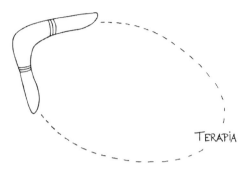

Siempre existe la posibilidad de retomar una terapia concluida o interrumpida para encarar nuevos desafíos.

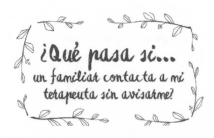

¿Qué pasa si...
un familiar contacta a mi terapeuta sin avisarme?

La respuesta a esta pregunta no incluye tratamientos de niños ni adolescentes, que se encaran bajo otras reglas éticas. También quedan excluidos los casos de pacientes muy graves, internados o con discapacidades mentales. En estas situaciones, es normal que la comunicación entre la familia del paciente y los profesionales que lo atienden sea fluida.

Aquí nos referiremos a pacientes mayores de edad, que están en un tratamiento individual, de pareja, familiar o grupal, y cuyos allegados se ponen secretamente en contacto con el terapeuta.

Es lógico que aquellos que conforman el entorno afectivo del paciente estén interesados en la evolución del tratamiento. Frecuentemente quieren saber cuál es el diagnóstico y están pendientes de si existe o no una mejoría; esto se acentúa cuando la dolencia es profunda o cuando está atravesando un momento crítico. Si consideramos al tratamiento como una línea, los momentos en los que más aparecen estos llamados son al inicio o cuando se produce algún evento traumático inesperado en cualquier otro sitio de la línea.

Suele ocurrir entonces que un allegado consigue los datos necesarios y, sin avisarle al paciente, llama al analista. El llamado está generalmente cargado de ansiedad y repleto de preguntas que esperan ser respondidas. Si tuviéramos que sintetizarlo en una sola frase, esta sería: "Quisiera que me diga cómo está".

Dentro de esta gama, se encuentran aquellos llamados en los que los familiares quieren constatar una sospecha o indagar información confidencial. La pregunta sería: "¿Me puede confirmar o desmentir este dato?". En situaciones así, el paciente debe recordar y confiar en que el terapeuta siempre respetará el secreto profesional.

En otras ocasiones la intención no es recabar información sino todo lo contrario: dársela a conocer al terapeuta, avisándole que el paciente tiene conductas que, presumiblemente, el profesional desconoce. Por ejemplo, el cónyuge de un paciente, que llama para advertirle al terapeuta que este no sale de la cama hace varios días, suponiendo que este dato es escondido durante las sesiones. Aquí la frase resumida sería: "Quiero que usted esté al tanto de algo que le está ocultando".

También se presentan situaciones en las que el familiar quiere decirle al terapeuta algo que el paciente niega, no acepta o minimiza. Por ejemplo, un padre que detecta que el socio de su hijo pertenece a una familia de estafadores. La frase sería, entonces: "Quiero que usted le haga entender lo que a mí no me cree".

Existe un cuarto tipo de llamados en los que el familiar siente la necesidad de deslindar responsabilidades ante el terapeuta cuando, por ejemplo, el paciente cometió algún acto vergonzante dentro de la escala de valores de quien hace el llamado. Una madre puede llamar para salvar su imagen ante el terapeuta de su hija, asegurándole que la actitud de esta no corresponde a la educación que ella le impartió. El comentario abreviado sería: "Quiero dejar bien en claro que de mí no lo aprendió".

Sucede también que el familiar perteneciente a un linaje le echa la culpa al otro linaje. La frase sería algo así como: "Usted debe saber que esto es producto del vínculo de mi hijo con mi ex suegra".

Por último existen los llamados en los que el mensaje es: "¿Qué puedo hacer yo para ayudar?". Cuando la familia es numerosa, la pregunta suele extenderse incluyendo al resto de los parientes: "Dígame qué debe hacer cada uno y yo se lo transmitiré".

En todos estos casos es muy importante la habilidad del terapeuta para manejar la situación. Debería escuchar con atención y contener a la persona que llama. Todas las circunstancias que rodean al paciente, incluyendo estas, revelan facetas de su vida y tienen que ser comprendidas a nivel terapéutico. El desarrollo de la conversación va a tener mucho que ver con cada historia en especial. El tono del diálogo, ya sea cordial u hostil, será de fundamental importancia para su desenlace.

El paciente puede estar seguro de que el terapeuta le comentará sobre la existencia de estos llamados. La idea es evitar que se establezcan alianzas a sus espaldas. El terapeuta le avisará al familiar que su obligación profesional es informar al paciente acerca del llamado; posiblemente aconseje, además, que el familiar sea el primero en comunicárselo al analizado, para evitar rispideces. Cuando el analista le informa a su paciente en sesión sobre lo ocurrido, este generalmente ya está enterado; si no, se enterará en ese momento. Entonces pueden ocurrir dos cosas: que lo entienda sin inconvenientes, con mayor o menor agrado, o que se enoje por considerarlo una invasión familiar a su espacio terapéutico. En estos casos el analista le explicará al paciente que cada uno hace lo que puede y que este llamado se va a procesar para sacar una conclusión positiva. Esto luego se relacionará dentro de la terapia con la historia familiar: dependiendo de las circunstancias, el terapeuta puede, si lo considera un aporte provechoso, sugerir una sesión conjunta con el familiar en cuestión. Sin embargo, en este caso, el que tiene la última palabra es el paciente, cuya decisión el analista siempre respetará.

A menudo el paciente es el emergente de una situación familiar conflictiva más amplia y profunda. En estos casos, quien acude a la terapia suele ser el más saludable de todo el grupo familiar, porque es la única persona que detecta las disfunciones existentes, las asume y tiene una actitud positiva al pedir ayuda especializada. Entonces es frecuente que, luego de comenzar el tratamiento, los demás miembros de la familia tomen conciencia y comiencen a su vez su propia experiencia analítica.

La idea que subyace a todos estos ejemplos es que existe una sola alianza: la del terapeuta con sus pacientes. Y es desde ese lugar que se toman todas las decisiones, siempre buscando el mejor resultado posible para el buen desarrollo de la terapia.

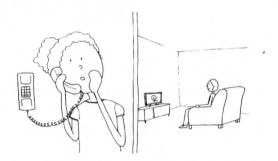

Salvo excepciones puntuales, un terapeuta no debe establecer alianzas con los allegados del paciente a sus espaldas.

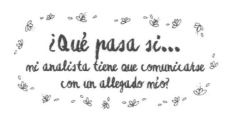

¿Qué pasa si...
mi analista tiene que comunicarse con un allegado mío?

Cuando está en riesgo la salud o la vida del paciente, el profesional (psicólogo o psiquiatra) tiene que ponerse sí o sí en contacto con algún familiar, incluso si el paciente no está de acuerdo. Algunos ejemplos de estas situaciones: un portador de VIH que se resiste a seguir su tratamiento; una persona que haya intentado suicidarse y cuya depresión recrudeció; una paciente que padece anorexia y no quiere recurrir a un nutricionista.

También se contacta a familiares en situaciones en las que ellos podrían llegar a encontrarse en peligro; por ejemplo, el marido de una paciente que descubrió su infidelidad y amenaza con agredirlo físicamente.

El criterio es que el profesional debe proteger a su paciente de tendencias peligrosas para sí mismo y su entorno. La situación se puede comparar con la actitud de un guardavidas en la playa, que tiene que socorrer a cualquier persona que se encuentre en peligro, aun cuando por vergüenza no pida ayuda o no quiera ser rescatada. También sucede que la persona que se está ahogando puede, en su desesperación, poner en peligro la vida de su rescatista, aferrándose a él y hundiéndolo; el guardavidas está entrenado para sujetarlo de un modo especial para evitar que esto ocurra. De la misma manera, el psicólogo o psiquiatra se prepara para sostener al paciente en el tratamiento, protegiéndolo de su autoagresión o de sus inclinaciones destructivas hacia otros.

La comparación con el guardavidas se puede utilizar también en estas situaciones en las que el analista recurre a un familiar del paciente: para que un rescate sea exitoso, la mayoría de las veces el guardavidas sale al mar junto con otro colega. La advertencia del terapeuta a un familiar del paciente es, al mismo tiempo, un pedido de ayuda para colaborar con el tratamiento.

Si se va a convocar a un familiar, el paciente tiene que estar enterado de que ese encuentro se producirá y tiene que colaborar, en la medida en que pueda, para que se concrete (por ejemplo, dándole al analista el número de celular de su allegado).

La idea es, primeramente, no empeorar la situación actual; en segundo lugar, si es necesario, buscar ayuda complementaria en el entorno del paciente.

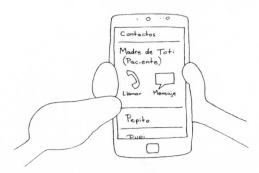

Ante situaciones que pongan en peligro al paciente o su entorno,
el terapeuta debe comunicarse con sus allegados.

CAPÍTULO 6: PUEDO

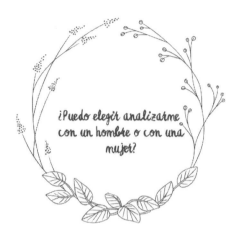

¿Puedo elegir analizarme con un hombre o con una mujer?

Es indistinto. Cualquier persona de cualquier género puede entender la problemática que plantea cualquier otra persona de cualquier género. La identificación y la empatía son herramientas magníficas que superan estas diferencias.

Por otra parte, la división binaria entre hombres y mujeres, hoy en día, admite otras zonas intermedias, tanto para los terapeutas como para los pacientes.

El *sexo biológico* es considerado en un nivel exclusivamente físico, y es el que figura en nuestros documentos de identidad al nacer: si una persona nace con características sexuales anatómicas masculinas, será considerado varón.

La forma en que esa persona será criada dependerá de la cultura o comunidad en la que crezca, y constituye lo que conocemos como *género* (incluye mandatos sociales, familiares y hasta religiosos; por ejemplo, un varón nacido en la colectividad judía será circuncidado).

En tercer lugar, existe la *identidad de género*, que puede coincidir o no con las dos categorías anteriores: una persona puede nacer varón y haber sido criada como varón, pero puede *sentirse* mujer. En ese caso, hay quienes deciden someterse a cirugías y tratamientos hormonales para adaptar su físico a su identidad de género: hablamos entonces de personas *transgénero*.

Por último, está la *orientación sexual,* que se refiere a las características de la persona que elegimos como pareja. Independientemente de la propia identidad de género, la mirada está puesta en la identidad de género del otro. El ejemplo más común: un varón, criado como varón y que se siente varón, elige como pareja a una mujer, criada como mujer, que se siente mujer.

Todas estas "categorías", que no son tales pues las fronteras son cada vez más permeables, hacen que las posibilidades se multipliquen. Por eso, en la actualidad, reducir las opciones a "hombre/mujer" resulta una simplificación inexacta y, a veces, hasta prejuiciosa.

Si bien un terapeuta con cualquier identidad de género puede atender a personas con cualquier identidad de género, a veces, los pacientes tienen claras preferencias al respecto y hay que respetarlas, pues suelen estar relacionadas con situaciones de su historia. Por ejemplo, una mujer que ha sufrido una violación posiblemente se sienta incómoda con un terapeuta varón; o un hombre que ha sido criado por mujeres (abuelas, tías, hermanas mayores), sin figuras masculinas, puede preferir analizarse con un hombre.

Incluso, un mismo paciente puede variar la elección del género de su terapeuta en distintos momentos de su vida: por ejemplo, una mujer que se ha analizado siempre con un psicólogo, al momento de ser mamá, se siente más cómoda con una terapeuta mujer.

Si bien la elección del paciente se respeta, no es garantía del éxito del tratamiento; lo que realmente hace que la terapia funcione, más allá de la formación y experiencia del terapeuta, es que exista una afinidad entre este y el paciente, sea cual sea la identidad de género de ambos.

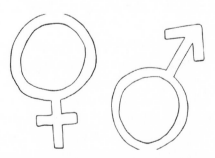

La identificación y la empatía superan cualquier distinción de género.

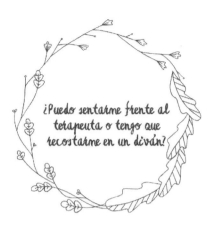

¿Puedo sentarme frente al terapeuta o tengo que recostarme en un diván?

El diván es un elemento introducido por Sigmund Freud para realizar psicoanálisis. La presencia de un diván en el consultorio implica, entonces, que el terapeuta tiene una orientación psicoanalítica (que puede ser freudiana, lacaniana, junguiana, etc., más o menos ortodoxa). También implica que los tratamientos que allí se realizan son individuales. Cuando hay ausencia de diván o cuando además hay otro tipo de mobiliario (sillones, escritorios, colchonetas o incluso almohadones en el suelo) u objetos que se utilizan durante la sesión, se trata de consultorios en los que se realizan terapias tanto individuales como de pareja, de familia o grupales.

La razón principal por la cual se utilizó originariamente el diván fue para evitar que las expresiones faciales del analista influyeran en el discurso del paciente. Las personas muy tímidas, o quienes relatan situaciones que les causan vergüenza, pueden sentirse más cómodas usando el diván. Este permite, además, que el paciente se deje llevar por el hilo de sus pensamientos y construya un discurso más parecido a un monólogo que a un diálogo.

El analista le explica al paciente al comienzo del tratamiento cuál es la modalidad que va a adoptar: algunos deciden de manera unilateral y otros establecen un acuerdo mutuo. Dentro de estos últimos, la experiencia ha demostrado que, si se les da la oportunidad de elegir, la mayoría de los pacientes prefiere las sesiones cara a cara. Con los años se ha comprobado que esta modalidad brinda otras ventajas, y que las supuestas desventajas no son tales: al estar frente al terapeuta, las reacciones de este, lejos de intimidar o condicionar el discurso del paciente, le brindan libertad incluso para el disenso.

La terapia online generó fenómenos inéditos, que modifican el vínculo entre terapeuta y paciente:

- El paciente se ve a sí mismo y sus reacciones como si estuviera frente a un espejo.
- El terapeuta también se ve a sí mismo y sus reacciones en forma especular. Este punto y el anterior hacen que ambos estén más pendientes de su propio aspecto y sus gestos durante la sesión.
- Cada cual ve lo que ve el otro.
- Cada cual ve al otro en su propio contexto (consultorio, hogar), a diferencia de la terapia presencial, en la que cada cual tiene un enfoque distinto del mismo lugar (consultorio, etcétera).
- Todos estos fenómenos se dan en forma simultánea.
- El terapeuta ingresa en el hogar del paciente. Este fenómeno se dio por primera vez, en forma masiva, durante la cuarentena. Los pacientes se desplazan por la casa en plena sesión mientras hablan y le muestran al terapeuta a sus hijos jugando, a sus mascotas durmiendo, le enseñan las renovaciones hogareñas, sus hobbies o el crecimiento de sus plantas.
- Los pacientes se relajaron mucho en su arreglo personal. Si antes una paciente venía maquillada y elegantemente vestida, ahora puede atenderse acostada en su cama, en camisón.
- Cada uno decide qué mostrar y qué no (por ejemplo, de la cintura para arriba la vestimenta puede ser formal, mientras que de la cintura para abajo se puede estar de entrecasa y con ojotas).
- Al inicio de cada sesión hay un tiempo dedicado a constatar si la parte tecnológica funciona. De no ser así, se busca otro método de comunicación.
- Esta preocupación por la conectividad se continúa a lo largo de toda la sesión. Suele suceder, por ejemplo, que no se sabe si la otra persona está pensando una respuesta o si se cortó la comunicación.
- Asimismo, hay pacientes que prefieren hacer llamadas sin video, con lo cual la terapia deja de ser visual para convertirse exclusivamente en auditiva.
- Una gran ventaja de la terapia remota es que el terapeuta puede tomar un paciente nuevo, o continuar atendiendo a uno que ya está en tratamiento, aunque este se encuentre hospitalizado

por una dolencia crónica o una enfermedad súbita (incluyendo el COVID). Esto sería imposible en forma presencial (en este último caso, por el riesgo de contagio).

- Uno de los problemas que surgió durante la cuarentena fue la necesidad de privacidad durante la terapia online. Esto aparece en pacientes que están en crisis de pareja, en aquellos que tienen secretos inconfesables frente a sus familiares, pero también en aquellos que no tienen nada que ocultar. Hay padres que, para conversar tranquilos sin sus hijos alrededor, se encierran en el baño, salen al balcón, al patio o al jardín, en caso de que pudieran hacerlo, o se confinan en algún rincón de la casa (también lo hacen los adolescentes, para tener su sesión lejos de sus padres). En otras ocasiones salen a caminar o se refugian en el auto estacionado.

- En las sesiones grupales, cuando todos están con la cámara encendida, se puede observar a otros participantes sin que estos lo adviertan, cosa que en una reunión presencial sería imposible. Y cuando las cámaras y los micrófonos están apagados, los pacientes suelen comer algo, hablar brevemente con alguien de su entorno, ausentarse para ir al baño o acomodar cosas sin que el grupo lo detecte. Es decir, que aumentó la libertad de movimiento.

- Una sesión individual puede convertirse, sobre la marcha y de forma improvisada, en una sesión familiar o de pareja.

- El contacto visual directo en la terapia online queda interrumpido. Para que el paciente tenga la ilusión de ser observado directamente a los ojos, el analista debe desviar su mirada de la imagen del paciente y enfocarla en la cámara, con lo cual deja de verlo. La paradoja que aparece es que, para que el otro se sienta mirado, hay que dejar de verlo. Lo mismo ocurre a la inversa. Cada vez que uno realmente está observando la imagen del otro en la pantalla, el otro no lo siente así y cree que estamos mirando su panza, por ejemplo, y no los ojos. Para que se restaure el cruce de miradas, la cámara debería estar situada en el centro de la pantalla.

Todo esto hace que, en las sesiones online, el efecto sea muy parecido al que se produce usando el diván, donde no hay cruce de miradas entre terapeuta y paciente.

Tanto la modalidad cara a cara como en diván pueden ser excelentes cuando existe un buen vínculo. Lo esencial es que el paciente pueda explayarse en su discurso, sabiendo que el terapeuta lo está escuchando activamente.

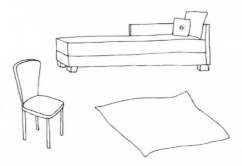

Si bien la modalidad a adoptar en las sesiones la establece el terapeuta, el paciente también puede manifestar sus preferencias y llegar a un acuerdo.

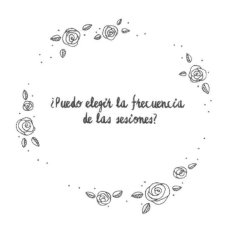

¿Puedo elegir la frecuencia
de las sesiones?

La frecuencia la decide el terapeuta, teniendo en cuenta la situación vivencial del paciente. Toda terapia implica un camino de búsqueda personal, pero hay casos en los que el seguimiento debe ser más asiduo: cuando hay una patología o un motivo concreto de consulta, por ejemplo un trastorno de pánico, la decisión sobre la frecuencia de la terapia es siempre unilateral y está en manos del analista. En cambio, si el motivo de consulta tiene que ver con problemáticas que no implican riesgo, es posible consensuar entre analista y paciente la cantidad de sesiones mensuales.

En todos los casos, el paciente siempre tiene la libertad de manifestar en cualquier momento del tratamiento su necesidad de aumentar o disminuir la cantidad de sesiones; quedará en manos del terapeuta evaluar si es factible y si no es riesgoso para la salud del paciente, más allá de lo que este desee.

Por otro lado, hay factores ajenos a la terapia misma que influyen en la decisión acerca de la cantidad de sesiones mensuales; por ejemplo, la distancia, los horarios laborales, las posibilidades económicas del paciente, etcétera.

Asimismo, el terapeuta propondrá incrementar o disminuir la frecuencia según la evolución de la terapia.

Tiempo atrás, un tratamiento psicoanalítico se realizaba siempre en dos sesiones semanales como mínimo, independientemente del motivo de la consulta, y durante años. Hoy en día, la frecuencia generalmente es de una sesión semanal; también hay casos en que las sesiones son quincenales o mensuales. Sin embargo, al inicio o a mitad de ciertos tratamientos puede ser necesario tener más sesiones (por ejemplo, si los síntomas recrudecieron o si se produce algún hecho inesperado que desestabiliza al paciente). A medida que los trastornos ceden, pueden espaciarse las sesiones hasta la finalización de la terapia.

Sucede muchas veces que, aun cuando ha resuelto su problemática inicial, el paciente decide continuar con el tratamiento. En ese caso, se acordará con el terapeuta la frecuencia del mismo.

2038						
SEPTIEMBRE						
D	L	M	M	J	V	S
		1	2 terapia 15 hs	3	4 terapia 16 hs	5
6	7 terapia 9 hs	8	9	10	11	12
13	14	15 terapia 20 hs	16 terapia 17 hs	17	18	19
20	21	22 terapia 14 hs	23	24	25 terapia 15 hs	26
27	28	29	30 terapia 19 hs			

Si bien hay un espacio para el consenso, quien decide la cantidad de sesiones mensuales es el terapeuta.

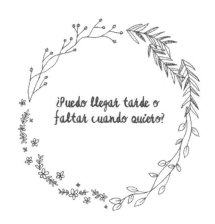

¿Puedo llegar tarde o
faltar cuando quiero?

En las décadas del 70 y del 80, en Argentina, los pacientes debían pagar por todas las inasistencias a terapia, independientemente del motivo. Solo se podía recuperar una sesión cuando la ausencia estaba justificada por enfermedad. Por otra parte, si el paciente llegaba tarde, no se compensaba el tiempo perdido. Además, debía pagar todos los meses, salvo el de febrero, porque en Argentina este era el mes de vacaciones para los psicólogos, y la duración de las sesiones era siempre de 45 a 50 minutos. Esto era así en todos los ámbitos psicoanalíticos.

Con el tiempo, estas costumbres fueron cambiando. Actualmente, cada terapeuta puede consensuar con sus pacientes la modalidad a adoptar ante las cancelaciones. Toda ausencia sin aviso se cobra; pero si se cancelan sesiones con previo aviso (por viajes, enfermedad u otros impedimentos), se puede acordar el pago o no de acuerdo con la antelación con que el paciente haya avisado que no se presentará. Hay analistas que son flexibles para reprogramar estas sesiones y valoran mucho la franqueza del paciente al admitir motivos no justificados (por ejemplo, "me olvidé" o "me quedé dormido"). Sin embargo, es lógico que esas cancelaciones se cobren, en forma total o parcial, porque esa hora ya no puede ser asignada a otro paciente ni actividad y además porque generalmente el terapeuta debe cubrir gastos tales como el alquiler del consultorio.

En terapias de pareja, familiares o grupales la ausencia de un paciente no impide que se concrete la sesión, aunque sí puede alterar su dinámica. En tratamientos de pareja o familia (que pueden incluir a personas ajenas al grupo familiar pero relacionadas con este, como amigos), el honorario sigue siendo el mismo, independientemente de que estén o no todos los involucrados. En las terapias grupales en las que cada paciente tramita sus propias cuestiones individuales, el honorario también se establece en forma individual y el terapeuta indicará con antelación su modalidad en cuanto al cobro en caso de ausencias.

Con respecto a las llegadas tarde, hoy en día es más fácil que los pacientes puedan avisar mediante el celular si están retrasados. Si las demoras se producen por problemas ajenos a la voluntad del paciente (por ejemplo, problemas de transporte), algunos analistas tratan de recuperar el tiempo en esa misma sesión o en la siguiente. En las terapias online, paradójicamente, se ha detectado una mayor dificultad para cumplir con los horarios (no solo debido a los olvidos, sino, a veces, por problemas de conectividad); por eso, suele ser necesaria cierta flexibilidad por parte del analista. Pero si las demoras ocurren en forma reiterada, se debe trabajar esa tendencia como tema terapéutico: puede indicar resistencia al tratamiento o a su contenido, huida de algo placentero (a veces uno abandona lo que ama), cierto desgaste del vínculo terapéutico o incluso el deseo inconsciente de hacer esperar al otro. Hay que pensar que toda tardanza tiene que ver con la espera; habrá que ver qué le pasó al paciente en su vida en relación con las tardanzas y las esperas para comprender una posible motivación inconsciente detrás de algo aparentemente superficial como la impuntualidad.

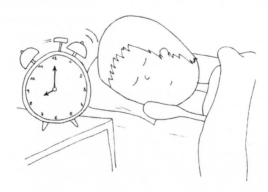

Ante una ausencia o llegada tarde a sesión, es importante que el paciente le diga la verdad a su terapeuta acerca del motivo.

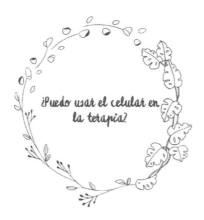

¿Puedo usar el celular en
la terapia?

Cuando recién se popularizaron los celulares, se acostumbraba apagarlos durante la sesión para poder concentrarse más en el proceso terapéutico. La idea era no desviar ni distorsionar el discurso del paciente. Pero luego empezaron a aparecer las excepciones: la paciente que, por ejemplo, estaba pendiente de la evolución de su hijo enfermo, o el paciente que estaba esperando un llamado para concretar una ansiada operación inmobiliaria. Ambos necesitaban imperiosamente tener encendido su celular. Esto es entendible, porque, además, en estos casos la cuestión era al revés: tener el celular prendido para poder atender ese mensaje importante era justamente lo que les permitía concentrarse más en el proceso terapéutico. Si, por el contrario, se les hubiera indicado apagarlo, la ansiedad habría aumentado la curiosidad por saber si había entrado una llamada perdida. Y por eso, habría surgido el deseo de que la sesión terminara lo antes posible.

Con el tiempo este criterio se amplió, a tal punto que cualquier llamada que el paciente considere importante puede ser atendida en sesión, para que luego pueda, mentalmente, abandonar ese tema y seguir con el que venía desarrollando. También puede hilvanar en su discurso el tema suscitado por el llamado. La evaluación sobre la importancia depende del paciente: por ejemplo, ignorar la comunicación que confirme si ha sido aceptado para un anhelado puesto laboral, seguramente será contraproducente. Es mejor que el mismo paciente decida en el momento, al ver la procedencia del llamado, si atenderlo o no.

Es obvio que no se puede abusar de las interrupciones en una sesión. Sin embargo, la experiencia demuestra que, justamente, por tener libertad de decisión, los pacientes eligen con mucho criterio y en general le dan prioridad a la actividad analítica. Son respetuosos, rechazan la mayoría de los llamados o mensajes y piden disculpas si leen o atienden aquellos que, según su escala de valores, son esenciales.

Hasta aquí analizamos el celular en su función de comunicación y, por lo tanto, como factor de interrupción. Pero veamos sus otras funciones y cómo estas inciden en la terapia.

Es importante destacar que antes de la existencia de los celulares, los pacientes traían de todo al consultorio: fotos sueltas o álbumes completos, árboles genealógicos, documentos, cartas, recortes de diarios, escritos, planos, poemas o cuentos propios o ajenos, partes de una tesis, su currículum, tarjetas turísticas o de cumpleaños, libros para leer algún párrafo en sesión, contratos, mapas, objetos varios y regalos recibidos. Rechazar estos materiales habría significado rechazar el discurso y la historia del paciente.

Hoy en día, en vez de traer esta larga lista de objetos, los pacientes traen el celular. Aquí lo vemos ya no como algo invasivo sino como un soporte de información que acompaña, amplía y fundamenta el relato. Entonces, pueden aparecer comentarios como: "Guardé la conversación para leerla acá." "Te muestro la foto del chico de Tinder con el que salí." "Mirá la nueva foto de perfil de mi ex en Facebook." "Leé: ¡¿cómo se atreve a decirme esto?!" "Te muestro algunas fotos de mi viaje." "¿Qué le contesto?" "Anoté cosas durante toda la semana y acá las tengo para que las trabajemos."

El material que aparece en la pantallita tiene valor testimonial para el paciente, no así para el terapeuta. Es muy importante enfatizar este punto, dado que, para el profesional, la palabra del paciente alcanza y sobra. El analista no necesita esa prueba externa que confirme lo que este dice porque desde sus comienzos, las sesiones siempre se centraron en su realidad psíquica. En todas las terapias basadas en el relato del paciente, el celular vendría a incluirse como la continuación de su libertad para decir lo que se le ocurra.

Por otro lado, aun cuando en una sesión no esté el celular a la vista y parezca que por eso está "incontaminada", sigue formando parte del discurso del paciente: este puede relatar al analista conversaciones, mensajes recibidos o enviados, comentarios leídos en redes sociales, tardanzas en las respuestas recibidas, etcétera. Algunos ejemplos: "Yo subo una selfie a Instagram, ¡y al toque ella se saca una en la misma pose y la sube!" "¡¿A vos te parece la hora en la que me escribió mi jefe?! ¡Ni el viernes a la noche me deja en paz!" "Estoy remal porque mi novio le pone likes a todo lo que ella publica." "Me bloqueó en Facebook ¡no lo puedo creer!" "No lo soporto, pero no lo puedo bloquear en Whatsapp porque estamos en un grupo de amigos." "¡¿Qué se cree la nueva novia de mi exmarido?! ¿Que puede subir una foto de ellos dos con mi hija al perfil de Facebook como si fueran la familia perfecta?"

Otro tema a considerar en sesión es el uso del celular por parte de los familiares o conocidos fuera del espacio terapéutico: "Me parece que el gerente anda en un negocio raro, porque cada vez que suena el celular, se pone nervioso y cierra la puerta de su oficina." "Cada vez que atiende el celular, vuelve sonriente: creo que tiene una amante."

Además, gran parte de las sesiones están centradas en todos los errores que son consecuencia del uso del celular: "Me dijo que no podía salir conmigo y más tarde me llegó un mensaje suyo, que en realidad era para otra, invitándola a salir." "Recibí un mensaje de mi amiga, hablando mal de mí, que en realidad estaba dirigido a otra amiga en común." También hay pacientes que realizan investigaciones casi detectivescas en las redes sociales, buscando información sobre amigos, parejas o exparejas, y luego comentan sus "descubrimientos" en terapia.

Cada vez más, el tema de las sesiones gira en torno al sufrimiento que causa la información que aparece en las redes sociales: por ejemplo, un paciente que se siente excluido cuando ve fotos de un encuentro de amigos al que no fue invitado; o uno que compara su vida con lo que los demás muestran de la suya, aunque no sea tan idílica como aparenta.

En definitiva, todo el material proveniente del uso del celular forma parte de la sesión y está bien que así sea. ¿Por qué? Por carácter de transitividad, a saber:

1) Si la sesión gira alrededor de los sentimientos, experiencias, intuiciones, pálpitos y pensamientos de los pacientes, y

2) estos, a su vez, giran alrededor de las redes sociales haciendo anclaje en las aplicaciones, prestaciones y servicios brindados por el celular, entonces

3) la sesión debe incluir al celular.

Para los que no están de acuerdo, vale decir que no cambió nada en relación con el pasado. Solo cambió el formato del soporte de la información. Así como antiguamente muchas sesiones se utilizaban para desmenuzar conversaciones (que los pacientes trataban de recordar de memoria) realizadas en persona o con teléfonos de línea, o para leer y releer cartas, así actualmente se usan los celulares, dado que toda la información que nos brindan atraviesa e impacta en nuestro estado psíquico. Y debe tenerse en cuenta porque hasta aparece en los sueños de los pacientes: la actividad onírica, así como otras manifestaciones del inconsciente como los actos fallidos y los lapsus, los incluyen.

También podemos hablar de otros aspectos prácticos de la presencia del celular en las sesiones. Por ejemplo, cuando durante la sesión el terapeuta hace dibujos explicativos o escribe palabras clave que surgieron para enfocar determinados temas, los pacientes, en vez de copiarlos, sacan una foto de lo que escribió. El celular funciona aquí como un ayudamemoria. También se usa el calendario para programar las próximas sesiones, que serán ingresadas en la agenda del celular. Por último, cualquier dato que quiera escribir el paciente, lo guarda en el anotador de su teléfono.

Los mensajes por Whatsapp escritos o grabados también se utilizan fuera del consultorio: para pedir o cancelar turnos, para avisar que se llega tarde, para hacer seguimientos durante viajes o entre sesiones. Es muy útil cuando hay un proceso posoperatorio, un parto, un período de rehabilitación, un viaje, etcétera. Y tiene la ventaja de que el historial queda asentado. En este punto los profesionales pueden poner límites, acotar y establecer horarios. Cada terapeuta tiene su propia modalidad al respecto. Lo que no se puede hacer es negar estas nuevas formas de comunicación.

Un fenómeno surgido de la pandemia del coronavirus es que antes se consideraba la dependencia del celular como un síntoma y un motivo de consulta, que se trataba de modo parecido al que se emplea con las adicciones. En cambio, al vernos todos "obligados" a depender del celular por la cuarentena, el abordaje de estos casos es completamente diferente, porque ya no se puede considerar la dependencia como adicción sino como un recurso indispensable en estas circunstancias extraordinarias. Antes, el problema era que el celular les impedía a estas personas relacionarse con las demás de manera presencial. Ahora, el tratamiento debe considerar, además, cómo volver a la presencialidad cuando las circunstancias lo permitan; este será un desafío para todos, aunque no hayamos tenido antes este tipo de dependencia.

Hasta aquí nos concentramos en el uso que el paciente hace del celular. Pero ¿qué pasa con el uso que el terapeuta hace del suyo? Salvo excepciones, como por ejemplo una emergencia personal o relacionada con otro paciente, el analista no debería atender llamadas durante una sesión (sea presencial o remota), ya que debe enfocar toda su atención en la escucha.

La tecnología es un instrumento que, bien aplicado, resulta útil y valioso. El celular es un elemento que ha venido a la sesión para quedarse. Y esto incluye todas sus futuras aplicaciones y los dispositivos que vendrán.

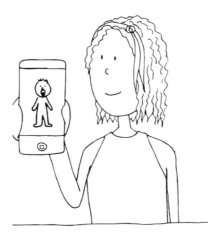

El celular se ha convertido en un elemento valioso durante las sesiones de terapia.

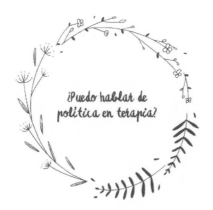

¿Puedo hablar de política en terapia?

Si la política forma parte de los intereses o las preocupaciones del paciente, es obvio que sí, y puede hacerlo sin preocuparse porque la ideología del analista sea diferente de la suya. Es más, sucede con frecuencia que las personas que militan en un partido prefieren realizar su tratamiento con un profesional de su misma tendencia. Esto debe respetarse porque forma parte de su imaginario y es su manera de acceder a la terapia, por lo tanto es válida. Sin embargo, es importante aclarar que esta no es la única opción. Un terapeuta está entrenado para escuchar todo tipo de discursos, aun cuando no sean aquellos con los que él está de acuerdo; su ética profesional le impide manipular o modificar los conceptos políticos de sus pacientes.

Lo que se hace en terapia es buscar las raíces de esas preferencias, o ver de qué modo estas inciden sobre la vida personal (por ejemplo, un paciente que está en pareja con una persona del signo político opuesto).

Además, los hechos políticos de relevancia, tanto a nivel nacional como internacional, atraviesan y detienen el discurso personal del paciente. En el consultorio, estas situaciones funcionan como un "termómetro": si la mayoría de los pacientes, a lo largo de una semana, mencionan un mismo hecho (incluso con distintos abordajes), entonces este es de importancia. A la vez, este fenómeno permite evaluar el grado de conexión o de evasión de cada paciente con respecto a esa realidad.

Asimismo, es importante señalar que analizar un hecho político que no tiene nada que ver con nuestra historia personal no significa "perder el tiempo" en terapia. Todo lo que se habla en el consultorio es enriquecedor, por más que no nos afecte en forma directa. Hay situaciones que nos movilizan y nos remiten a nuestra condición humana, más allá de nuestra nacionalidad o tendencia política, y se pueden hilvanar y procesar con lo que nos sucede.

Cuando un hecho político marca un antes y un después en la historia de nuestros ancestros, las consecuencias repercuten en nuestra vida cotidiana y pueden trabajarse en terapia. Por ejemplo, si nuestro bisabuelo fue perseguido por su ideología política en otro continente y se vio forzado a emigrar, habrá una historia de desarraigo familiar importante que, además, determina nuestro lugar de nacimiento y la cultura en la que crecimos.

Hoy en día, la globalización y las redes sociales incorporan de manera mucho más intensa y frecuente los hechos políticos. Décadas atrás, solo estaban bien informados aquellos que efectivamente se interesaban. Actualmente, es muy difícil mantenerse ajeno. Por ese motivo la sociedad se encuentra hoy mucho más politizada y es habitual que los pacientes incorporen comentarios o análisis de las situaciones políticas en la terapia.

Dejemos de lado el hecho de que los medios de comunicación no siempre difunden con el mismo grado de exhaustividad todos los sucesos políticos; suele ocurrir que nos llegan más noticias de países del primer mundo que de las naciones emergentes. Más allá de esta disparidad, dentro del cúmulo de información al que efectivamente accedemos, las posibilidades de "no enterarse" o de "no saber" son casi nulas.

Otro factor que contribuye a la presencia de la política en el discurso de los pacientes es que actualmente las personas viajan más por el mundo (por razones de estudio, trabajo o turismo). Esto hace que estemos siempre más atentos a lo que sucede, sobre todo en los países en los que un familiar o amigo está viviendo o paseando, y nos preocupemos por la situación política en esos lugares. Durante la pandemia, y con el cierre de las fronteras, los viajes disminuyeron inevitablemente. Pero las decisiones políticas y de salud pública que se toman cada día en los diferentes países (por ejemplo, en relación con la elaboración y distribución de vacunas) hacen que todos estemos pendientes de ellas.

La política puede condicionar también otros aspectos relacionados con los viajes: por ejemplo, los atentados terroristas perpetrados últimamente en ciudades emblemáticas están modificando los hábitos de traslados. Ya no solo se plantea el miedo al avión en terapia, sino también el temor de ser víctima de hechos de esta naturaleza. Incluso, hay personas que eligen no viajar a ciudades con gran concentración de población, y prefieren destinos menos masivos, pues temen por su seguridad.

Hoy más que nunca podemos decir que se cumple lo que el filósofo griego Aristóteles postulaba en el siglo IV a.C.: que el hombre es un animal *político*, porque no le es posible sustraerse de lo que sucede en la *polis*. Por eso, en los tratamientos psicológicos siempre hay puntos en común entre la realidad del paciente y la realidad política que se deben analizar.

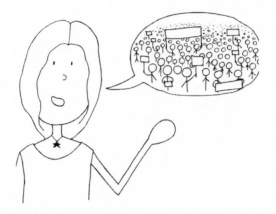

La política es un tema más entre los muchos que se pueden abordar en terapia.

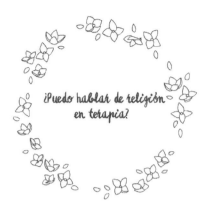

¿Puedo hablar de religión en terapia?

Si al paciente le interesa abordar un tema religioso, tiene que poder hacerlo más allá de la fe que profese su analista. Uno de los principios éticos rectores de la actividad psicológica es respetar la religión de cada paciente sin intentar interferir en ella. El paciente puede ser practicante o no de cualquier credo; o, por el contrario, puede ser agnóstico o ateo. Todo lo que se relaciona con la fe (o la falta de ella) tiene que poder abordarse libremente en la terapia.

Hay pacientes que inician su tratamiento a partir de un suceso muy traumático reciente; cuando llegan al consultorio manifiestan, a consecuencia de este trauma, una crisis en su fe. Es importante que sepan que podrán comentar sus dudas con el analista sin ser cuestionados por eso.

El terapeuta puede o no profesar a su vez una religión, pero en el consultorio se despoja de ella para escuchar el discurso del paciente y trabajar con él de manera respetuosa de sus creencias, sin juzgarlas ni tratar de modificarlas si son diferentes de las propias. Es más, a través de la empatía, logra acompañar al paciente adoptando momentáneamente la misma escala de valores de su religión.

Existen pacientes que al momento de elegir un terapeuta buscan uno que forme parte de su misma comunidad religiosa. Esto también debe respetarse, porque a veces es la única forma en que ese paciente logra llegar a la terapia y posiblemente sea la única manera en que se sienta cómodo durante el tratamiento. Sin embargo, esto no tiene por qué ser una garantía de su buen funcionamiento; puede desarrollarse un excelente vínculo terapéutico aun si no hay coincidencia en el aspecto religioso.

Muchas personas viven experiencias que son inexplicables desde la lógica racional y que suelen relacionarse con la fe, calificándolas de milagrosas (por ejemplo, un paciente cuyo hijo fue desahuciado por una enfermedad calificada como terminal y que se recupera sin secuelas). Quien ha pasado por una situación así tiene que poder abordarla en la terapia sin temer que el analista lo contradiga o la minimice.

Muy distinto es el caso de los *trastornos delirantes de grandiosidad*, que nada tienen que ver con lo anteriormente enunciado y son patologías muy poco frecuentes. Además de trabajarse en terapia, estos casos deben ser tratados por psiquiatras que administrarán medicación y, de ser necesario, indicarán una internación.

Otra excepción es el caso de los fanatismos y la participación en sectas: se trata de situaciones en las que la seguridad e incluso la vida del paciente o de sus familiares están en juego. En estos casos el abordaje es muy diferente al de cualquier religión profesada en un marco sano y dependerá de cada situación particular.

Volviendo al tema inicial de la inclusión de temas religiosos en la terapia, el concepto fundamental a tener en cuenta en todo tratamiento es la libertad del paciente: este puede hablar de todo lo que quiera. Se trata de un derecho adquirido desde el inicio.

*El terapeuta deja de lado sus creencias religiosas
para concentrarse en las de sus pacientes.*

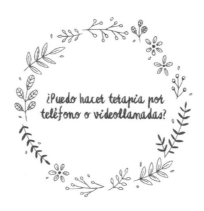

¿Puedo hacer terapia por teléfono o videollamadas?

Hay tratamientos que comienzan siendo presenciales y luego pasan a realizarse por teléfono o videollamada. Los motivos son diversos: puede ser que el paciente se radique en otro país o provincia, que regrese a su lugar de origen o que se mude a una localidad que le insume mucho tiempo de viaje. Otros empiezan desde la primera sesión de manera virtual y así continúan. Los tratamientos online que comenzaron durante la cuarentena pueden –o no– pasar a la modalidad presencial.

Hay casos en los que esta situación es temporaria; por ejemplo, cuando el paciente se está recuperando de una enfermedad o de una cirugía que le impide trasladarse al consultorio, o en el caso de una maternidad reciente, cuando la madre prefiere permanecer en su casa con el bebé.

Por otro lado, la globalización ha hecho posible que las personas elijan iniciar un tratamiento con un analista que se encuentre lejos de su lugar de residencia. Los motivos pueden ser variados: por ejemplo, si el paciente ha tenido que emigrar y está viviendo el desarraigo, tal vez prefiera un terapeuta que viva en su país de origen. También puede ser que conozcan a un analista extranjero por cursos realizados online o por haber leído sus libros y quieran iniciar una terapia con él.

Durante la pandemia del coronavirus, la cuarentena hizo que la terapia online se convirtiera en la única opción posible, tanto en tratamientos individuales como grupales, más allá de que el paciente viva cerca o lejos del consultorio. Hay pacientes que comienzan su terapia por primera vez en este contexto, de manera remota. Algunos fenómenos derivados de esta nueva modalidad son: pacientes que no pueden o no quieren activar la cámara, de manera que el terapeuta solo los escucha, o aquellos que están imposibilitados de hablar (por problemas técnicos o de salud) y solo se comunican por escrito. Es decir, que se pasó de un vínculo que antes incluía necesariamente *presencia, imagen y voz* a uno que carece de presencia, pero a veces también de imagen e, incluso, de voz. Lo asombroso es que, aún así, la terapia funciona.

El cansancio que la virtualidad generaba al comienzo de la cuarentena se debía al esfuerzo de adaptación que requería. Una vez que pacientes y terapeutas se acostumbraron, la comunicación fluyó naturalmente. Esta es una modalidad que llegó para quedarse. Y el celular cumple en ella un rol fundamental.

En todos estos casos el recurso de la videollamada permite la continuidad de un tratamiento que, de otro modo, se interrumpiría o no existiría. Es muy importante pactar con antelación los horarios y asegurarse de que paciente y analista cuenten con la privacidad necesaria. También, confirmar que la tecnología que se utilice para comunicarse funcione adecuadamente y no se interrumpa a mitad de la sesión.

El recurso se extiende también a las terapias de pareja, familiares o grupales, en las que se realizan escenificaciones: también se pueden hacer desde plataformas online como Zoom o Google Meet.

Las reglas que rigen este tipo de tratamientos son las mismas que para la terapia presencial: si se mantienen la concentración, la atención y la capacidad de asociación necesarias, sin distracciones que entorpezcan su desarrollo, es igualmente eficaz.

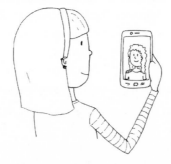

La videollamada es muy útil porque permite continuar con una terapia en vez de interrumpirla, por ejemplo, debido a un viaje o mudanzas.

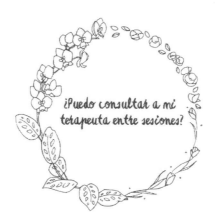

¿Puedo consultar a mi terapeuta entre sesiones?

Esto depende de tres factores: del terapeuta, de su línea teórica y del estado del paciente. Muchos analistas habilitan espacios por fuera de la sesión (por ejemplo, a través de Whatsapp o llamadas telefónicas) porque consideran que contribuye a un mejor seguimiento de la evolución de sus pacientes. Este recurso, bien utilizado, es una herramienta de prevención que muchas veces puede evitar posteriores recaídas y funcionar como sostén en el lapso de tiempo que transcurre entre una sesión y la siguiente. En casos de adicciones, por ejemplo, se puede trabajar con grupos familiares de Whatsapp para apuntalar al adicto.

Cuando la interrupción se debe a viajes (tanto del paciente como del analista) se puede utilizar el recurso de Skype, del mail u otras plataformas (Zoom, Google Meet, etcétera) para tener una sesión "extra". En esos casos, el honorario se puede pactar por medio de una transferencia bancaria, por ejemplo.

Otra de las utilidades del Whatsapp es que puede servir como una "libreta de anotaciones" en la que el paciente va consignando temas que quiere tratar en la siguiente sesión, para no olvidarse de incluirlos. A la inversa, también el terapeuta puede dejarle a su paciente alguna consigna o recordatorio de algo que tenga que pensar o trabajar para el próximo encuentro.

Existen sucesos imprevistos que se producen entre una sesión y otra. En casos así, esperar al siguiente encuentro para comentarlos con el analista puede ser tardío y hasta ocasionar daño al paciente. Por ejemplo, si una persona con problemas de ingesta de alcohol llama al terapeuta en un momento de ansiedad, puede evitar una recaída. Es mucho más fácil para el terapeuta y beneficioso para el paciente concretar ese llamado que tener que tratar la recaída una vez producida.

En tiempos de pandemia, se ha flexibilizado aún más la posibilidad de comunicarse entre sesiones. Si bien es imposible prever lo que sucederá después, es muy probable que esta modalidad (al igual que las sesiones a distancia) continúe.

Para el paciente, el solo hecho de saber que puede comunicarse con el terapeuta ante un imprevisto es muy tranquilizador, aun cuando no necesite hacerlo.

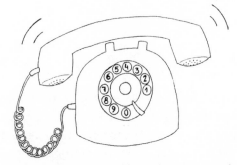

Al paciente le tranquiliza saber que puede
contar con su terapeuta fuera del tiempo de la sesión.

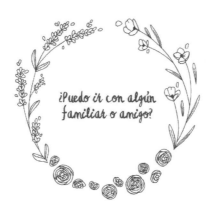

¿Puedo ir con algún familiar o amigo?

Hay terapias que están planteadas desde el principio como espacios que incluyen a varias personas relacionadas entre sí, como por ejemplo las de pareja, las grupales y las familiares. En esos casos, la incorporación de más o menos participantes en las sesiones estará determinada por el criterio del analista o de la sugerencia de alguno de los pacientes involucrados.

Pero también, en terapias individuales, a veces es conveniente incorporar durante un tiempo a otra persona con la que existe un conflicto a resolver. Esto solamente se hace con la aprobación del paciente.

La persona que se incorpora temporariamente al espacio terapéutico puede ser un amigo, un pariente directo o político, o un integrante de la familia expandida o ensamblada.

Hay casos en los que el terapeuta es quien propone la incorporación de un allegado del paciente dentro de la terapia. Esto sirve para trabajar aspectos del vínculo con esa persona. En otras oportunidades, puede que sea el paciente quien pide incorporar a alguien. Y también existen circunstancias en las que, si bien sería necesario incluir a personas del entorno del paciente, este puede negarse alegando que no quiere compartir su espacio terapéutico. Esto sucede con frecuencia en familias que funcionan "en bloque", donde todo se comparte y hay poco margen para la intimidad y el criterio individual. Por ejemplo, una familia que además es dueña de una empresa en la que trabajan todos sus integrantes, de modo que el vínculo es personal, laboral, económico y afectivo a la vez. En casos así, el paciente considera su espacio terapéutico como su único baluarte de privacidad. Entonces, el terapeuta respeta su voluntad porque ve en ella su necesidad de resguardarse.

La novedad absoluta, surgida durante la pandemia del coronavirus, es que ahora el terapeuta ingresó al hogar del paciente (por ejemplo, hay quienes le presentan su mascota al analista, o le muestran cómo crecen sus plantas, o cómo remodelaron la cocina). El paso de la presencialidad a la virtualidad facilitó también la incorporación de los allegados del paciente en la sesión, que se puede pactar en forma inmediata, incluso espontáneamente.

Las sesiones que incluyen a otras personas pueden contar o no con la presencia del propio paciente; sin embargo, es importante destacar que este siempre tiene que estar informado al respecto y avalar ese encuentro. En todos los casos, lo central a considerar es la salud y la protección del paciente.

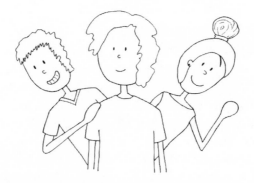

Si la incorporación de una o más personas se hace con el consentimiento del paciente y contribuye al avance del tratamiento, puede ser muy útil.

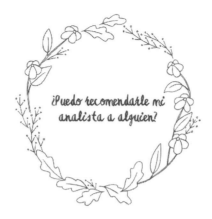

¿Puedo recomendarle mí analista a alguien?

La respuesta es sí: se puede recomendar. El terapeuta, según su modalidad de trabajo, evaluará la situación y tomará la decisión de atender a la persona recomendada o derivarla a un colega, lo cual depende de una serie de factores como la problemática a tratar, su complejidad y el vínculo con el paciente que ya está en análisis.

Cuando los pacientes están entusiasmados con los avances logrados en terapia, suelen querer recomendar su terapeuta a familiares o amigos. A la inversa, puede ocurrir que estos, al ver los progresos del paciente, también se sientan motivados para emprender la experiencia terapéutica con el mismo analista.

Dejemos de lado los casos en que un familiar o conocido concurre a un par de sesiones para esclarecer un tema planteado por el paciente en su terapia. Nos referimos aquí a otra cosa: al inicio de un nuevo tratamiento.

Uno de los fenómenos que se producen cuando alguien empieza una terapia es que se hace cargo de cuestiones que antes negaba o que le costaba asumir. En ese proceso, también se libera de cargas que no le correspondían y que sí eran responsabilidad de personas de su entorno. Esto hace que esas personas, entonces, también busquen su propio espacio terapéutico para poder elaborarlas. Por ejemplo, una de los cuatro hijos de una mujer viuda se hace cargo de todo lo relacionado con el cuidado de su madre. Al empezar a hacer terapia descubre que, en realidad, sus hermanos se apoyan en ella deslindando su propia cuota de responsabilidad. Además, descubre que esa dedicación extrema a su madre es una manera suya de huir de otras cuestiones, como por ejemplo un malestar conyugal. También puede detectar que su dedicación hacia la madre compensa carencias en el vínculo entre ambas. Todos estos descubrimientos pueden llevar a un replanteo de las tareas en la dinámica familiar. Para encarar ese nuevo panorama, es posible que los hermanos también necesiten realizar su propio recorrido terapéutico.

Existen escuelas teóricas en las que se comparte el analista entre allegados. También es una práctica común en terapias de familia, de pareja o grupales. Pero en otras corrientes, como el psicoanálisis, no se acostumbra que miembros de la misma familia se analicen con el mismo terapeuta. Esto es así por diversas razones, como por ejemplo, respetar la privacidad del paciente o evitar "conflictos de lealtad". En general, lo más probable es que el analista decida, luego de una primera entrevista, derivar al familiar de su paciente a otro colega.

De todos modos, siempre es muy importante que el paciente que recomienda esté totalmente convencido de esta recomendación. Aún sabiendo que existe el secreto profesional, algunos no quieren de ninguna manera compartir a su analista, pero no por estar disconformes con él: puede ser que estén muy satisfechos, pero no quieren recomendarlo a sus compañeros de trabajo, por ejemplo, porque necesitan contar sus problemas laborales en un espacio neutral.

Así como el criterio del paciente es importante, también es fundamental el del analista, quien tomará la decisión basándose en todos los aspectos mencionados.

La relación con el terapeuta continúa más allá de la terapia y sus efectos pueden manifestarse muchos años más tarde. Por eso, puede ocurrir que un paciente que ya no está en tratamiento llame a su analista después de varios años, para pedirle una derivación para un allegado.

Detrás de toda recomendación hay no solo una valoración del terapeuta sino también del trabajo realizado por el paciente; este, al recomendar a su analista (o al pedirle una derivación), está también invitando a otros a emprender el camino del autoconocimiento.

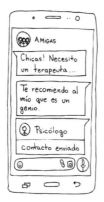

Es muy frecuente que los pacientes recomienden a su terapeuta.

CONCLUSIONES

Mi intención al escribir este libro fue doble: por un lado, allanar el camino a todas aquellas personas que tienen una problemática a resolver mediante la terapia y no se animan a encararla, porque diversos prejuicios les impiden tomar esa decisión.

Por otro lado, y aunque parezca contradictorio, me interesa señalar que la función de la terapia excede el eje salud/enfermedad: va mucho más allá de la sanación de un trastorno. Esto lo planteo tanto desde mi lugar como terapeuta como desde mi propia experiencia como paciente.

Salir del eje salud/enfermedad también implica salir del eje claridad/oscuridad. Carl Jung afirmaba: "Conocer tu propia oscuridad es el mejor método para lidiar con la oscuridad de las demás personas". Aldous Huxley, por su parte, escribió: "Si la mayoría de nosotros permanecemos ignorantes de nosotros mismos, es porque el autoconocimiento es doloroso y preferimos los placeres de la ilusión". Estas frases, y muchas otras similares de numerosos autores, son absolutamente ciertas; sin embargo, el ámbito de acción de la terapia es más amplio.

El autoconocimiento no solamente implica lidiar con los aspectos oscuros, tristes o vergonzantes de la psiquis: el placer, el entusiasmo, la curiosidad, la inspiración, el contacto con lo sublime, también forman parte de la experiencia terapéutica. No son aspectos "light", huecos, que no merecen nuestra atención. A lo largo de tantos años de trabajo, he tenido muchísimas sesiones muy profundas y, a la vez, llenas de sentido del humor, y de una perspectiva plácida acerca de la vida. Esto nos permite afirmar que se puede aprender tanto de la felicidad como del dolor. Es mi deseo que la lectura de este libro contribuya a estos descubrimientos.

AGRADECIMIENTOS

Ante todo, quiero expresar mi agradecimiento a cada uno de los pacientes que me ubicó en el lugar de analista, depositando su confianza en mí.

También, quiero manifestar mi gratitud a quienes me ayudaron a escribir y publicar esta obra:

A María Inés Linares, que me guio en la escritura y la corrección de los capítulos. Con ella he logrado una dinámica de trabajo productivo que se extiende a futuros proyectos.

A mi hija Mariela Montoya que realizó las ilustraciones con creatividad, lucidez y perspicacia. Su alegría despierta siempre la mía.

A Rosario Rivas Leal, que diseñó los títulos de los capítulos con sentido estético, talento y dedicación.

A la escritora Diana Paris que, con enorme generosidad, leyó este libro y lo recomendó para su publicación. Su gesto entrañable cambió mi vida.

A Miguel Lambré y a Mónica Piacentini, que me abrieron las puertas de la Editorial Del Nuevo Extremo, haciéndome sentir bienvenida desde el primer intercambio de mails.

A Leandro de Sagastizábal, que confió en este proyecto y me brindó su apoyo y su experiencia como editor.

A la escritora Patricia Sagastizábal en cuyo taller literario estoy desarrollando mi biografía familiar, experiencia que recomiendo con entusiasmo.

Y, por supuesto, agradezco a todos aquellos que marcaron mi carrera:

Al doctor René Favaloro, en cuyo equipo me especialicé en la asistencia psicológica de pacientes cardiovasculares, en el Sanatorio Güemes.

Al doctor Rodolfo Hans Welz, psiquiatra, porque creyó en mí cuando recién me iniciaba en la profesión y con quien trabajé durante veintiséis años.

A la doctora Ingrid Brunke, psiquiatra y amiga, con quien trabajo desde hace más de veinte años y que, además de asesorarme en dos textos de este libro, tuvo gestos conmovedores conmigo.

Al doctor Alfredo May, admirado y querido amigo de toda la familia.

A Jorge S. Helft, en cuya fundación trabajé mientras estudiaba psicología. La Fundación San Telmo originó mi pasión por las artes plásticas.

A mis terapeutas, que han sido también mis referentes: la licenciada Clara Mohadeb, con quien ratifiqué mi vocación profesional; el licenciado Luis Gusmán, del cual recuerdo interpretaciones magistrales, con quien me analicé durante diez años; el licenciado Jorge Ceballos, mi actual analista, que me asesoró gentilmente en una respuesta de este libro.

Al licenciado Tobías Holc y a todo el equipo de FundaPsi, institución orientada a la Psicogenealogía, de la que formo parte con orgullo. Después de muchos años de ejercer mi profesión en solitario, estar en este grupo es un verdadero placer.

También a las licenciadas Elisa Pulver y Astrid García Birkhofer, a los licenciados Esteban Pedrazzini y Hernán de Sagastizábal, con quienes trabajo actualmente.

A las licenciadas Nancy Scocco, Karina Grabenheimer y Teresa Ventura, por asesorarme en temas puntuales de este libro.

Quiero mencionar con mucho cariño a mis amistades: mis compañeras del St. Andrew's Scots School; mis compañeros de la Universidad del Salvador; mis amigas de los grupos "Empatía", "Lejaim" y "Peregrinas", a Aaga y Georg Hofmann, a Jutta Cossen, Marie Luise Schmidt, Helma Rissel, Marion Kaufmann, Andrea Anastasía, Beatriz Bianco, Isabel Karplus, Nadia Hamel, Ruth Feldsberg y Karin Heinemann.

Un especial recuerdo a la memoria de mi querida Carola Arias Blanco, de Erika Bohl Hüther, y a dos entrañables amigos: Alec Scheuer y Claudio Bär.

A mis actuales compañeros de un osado emprendimiento vivencial: Alicia y Roberto Seckel, Carlos Oppenheimer, Mónica Alvite, Ignacio Trelles y Cecilia Catuzzi.

Y mi agradecimiento especial:

A mi hijo Federico Montoya por leer los borradores de estos textos y darme valiosos consejos. Su empatía solidaria, su capacidad de escucha y su talento artístico me iluminan la vida.

A Rodolfo González, hombre brillante, mi compañero de vida por más de veinte años, y a su querido hijo Alejandro González Guaia. Con cariño evoco la memoria de Alicia Vázquez y de Rodolfo González "father".

A mi hermano Claudio Hunsche, que me sostuvo durante toda su vida. Su recuerdo sigue siendo un pilar para mí. Me enseñó la importancia de la presencia y el valor de la amistad.

A mi hermana Angelique de De Lutz por su mirada estética de la vida, su perseverancia y su agudo sentido del humor.

A mi madre Dolly Elli Erica Muche de Hunsche, por su bello espíritu libre, audaz y aventurero. Fue heroica conmigo en momentos decisivos.

A mi padre Carlos H. Hunsche, por su intelecto de avanzada, su calidez y por su confianza incondicional en mí.

A Alejandro Montoya, por ser el padre de mis amados hijos.

A mi querida Lillian.

A Rodrigo Montoya que me convirtió en mamá y fue mi hijo por ocho horas.

A mi familia de Brasil:

Mis primas Ángela, Helga, Carla Hunsche y a sus hijos. A Marcos, Vivian y Evelyn con sus familias, por su amor y el sentimiento de pertenencia.

A Ruth y Rudi Jucksch que me criaron como a una hija más; a sus hijos Thomas, Beatriz y Bettina, que son mis hermanos del alma. A Yasmin, mi nueva "sobrina".

A María Astolfi, última compañera de mi padre, que se convirtió en una muy querida amiga.

Recuerdo con gratitud a Roberto Haas, último compañero de mi madre, por ayudarnos en momentos muy difíciles.

Quiero agradecerle también a Adelia Báez por su ayuda cotidiana en nuestro hogar y por sus deliciosos almuerzos durante el desarrollo de este proyecto.

Y a Totó, nuestro fiel compañero Beagle, uno más de la familia que, por su discreción, está autorizado a participar en las sesiones presenciales y virtuales.

Impreso en Buenos Aires Print
Pte. Sarmiento 459 - Lanús - Buenos Aires
Abril de 2021